DU

TRAITEMENT DES NÉVRALGIES

PAR

L'ÉLECTRICITÉ ET L'HYDROTHÉRAPIE

OU GUIDE PRATIQUE

D'ÉLECTRO-HYDROTHÉRAPIE APPLIQUÉE AU TRAITEMENT

DE CES MALADIES

PAR

S. DUBOIS,
Docteur en médecine de la Faculté de Paris,
Externe des hôpitaux,
et de la Clinique d'accouchements de Paris.

PARIS
OCTAVE DOIN, LIBRAIRE-EDITEUR
PLACE DE L'ODÉON

1878

DU

TRAITEMENT DES NÉVRALGIES

PAR

L'ÉLECTRICITÉ ET L'HYDROTHERAPIE

OU GUIDE PRATIQUE D'ÉLECTRO-HYDROTHÉRAPIE APPLIQUÉE AU TRAITEMENT DE CES MALADIES

DU

TRAITEMENT DES NÉVRALGIES

PAR

L'ÉLECTRICITÉ ET L'HYDROTHÉRAPIE

OU GUIDE PRATIQUE

D'ÉLECTRO-HYDROTHÉRAPIE APPLIQUÉE AU TRAITEMENT

DE CES MALADIES

PAR

S. DUBOIS,

Docteur en médecine de la Faculté de Paris,
Externe des hôpitaux,
et de la Clinique d'accouchements de Paris.

PARIS
OCTAVE DOIN, LIBRAIRE-EDITEUR
PLACE DE L'ODÉON

1878

MEIS ET AMICIS.

Dubois.

A MON PRÉSIDENT DE THÈSE :

M. LE PROFESSEUR LASÈGUE.

Professeur de Clinique médicale à la Faculté de Paris,
Médecin des Hôpitaux,
Officier de la Légion d'honneur.

A MES MAITRES DANS LES HOPITAUX :

M. LE PROFESSEUR DEPAUL,

Professeur de Clinique d'accouchements de Paris,
Membre de l'Académie de médecine,
Chirurgien des Hôpitaux,
Officier de la Légion d'honneur,
(3e année d'externat, 1878.)

M. LE DOCTEUR LAILLER,

Médecin de l'hôpital Saint-Louis,
Officier de la Légion d'honneur.

M. LE DOCTEUR BERGERON,

Médecin de l'hôpital Saint-Eugénie,
Officier de la Légion d'honneur,
(2e année d'externat, 1877.)

M. LE DOCTEUR GALLARD,

Médecin de l'hôpital de la Pitié,
Secrétaire général de la Société de médecine légale de Paris,
Officier de la Légion d'honneur,
(1re année d'externat, 1876.)

AVANT-PROPOS

En 1860, mon père, le docteur L.-E. Dubois, fondait à Saujon (1) un établissement d'hydrothérapie fort modeste; il se composait alors d'une petite salle, où l'on avait fait installer deux douches : l'une verticale en pluie, l'autre horizontale mobile; à côté de cette salle une cabine servait de déshabilloir. Cette installation, quelque imparfaite, quelque insuffisante qu'elle fût, permit à mon père de vérifier l'exactitude des travaux que publia Fleury, de 1852 à 1864. Il obtint des succès qui l'encouragèrent à perfectionner son installation primitive, et en 1863, l'établissement de Saujon était muni de tous les appareils nécessaires à l'application de « l'*hydrothérapie scientifique* » (2).

Vers la même époque, paraissaient de nombreux travaux sur les applications de l'électricité à la médecine. Mon père se pénétra de ces travaux, et il remarqua que la plupart des maladies pour lesquelles l'hydrothérapie était conseillée, se traitaient aussi avec succès par l'électricité. Il en conclut que c'était un adjuvant qu'il

(1) Petite ville de la Charente Inférieure.

(2) Fleury.

ne fallait pas négliger et il adjoignit à son établissement des appareils électriques, à courants intermittents et à courants continus.

A ce propos, je dois faire observer que le choix des appareils est pour beaucoup dans les résultats obtenus. Pour l'électricité à courant continu, par exemple, il est impossible d'arriver à une guérison rapide et sûre avec toutes ces petites piles portatives, si universellement répandues parce qu'elles sont d'un transport facile. Ce qu'il faut, ce sont des éléments à large surface, avec des vases ayant 15 à 20 centimètres de diamètre, comme l'indique Remak. C'est pour avoir négligé d'employer des appareils sérieux, que beaucoup de médecins ont renoncé à appliquer l'électricité. Ils s'étonnaient de ne pas voir survenir entre leurs mains des guérisons que d'autres obtenaient si facilement; ils se prenaient à douter de la véracité des observations publiées et ils abandonnaient ce mode de traitement pensant, sans doute, qu'il n'y avait là que du charlatanisme.

L'électricité est un adjuvant utile, parfois même indispensable du traitement par l'eau froide. On l'a si bien compris, qu'il est peu d'établissements d'hydrothérapie où il n'y ait pas d'appareils électriques. Malheureusement ce sont la plupart du temps des appareils très-imparfaits, et encore les laisse-t-on souvent en repos; c'est à peine s'ils servent pour quelques paralytiques. Il y a là une lacune contre laquelle je viens protester par ce travail, car, je l'affirme, les plus belles cures qui aient été obtenues à l'établissement de Saujon sont celles où l'on a employé à la fois le traitement hydrothérapique et le traitement par l'électricité. Ce n'est pas seulement pour les névralgies que cette méthode mixte est applicable; dans les névroses proprement dites, dans l'*hystérie* en particulier, elle nous a donné d'excellents résultats. Nous regrettons de ne pas avoir eu le temps de les publier ici.

DU

TRAITEMENT DES NÉVRALGIES

PAR

L'ÉLECTICITÉ ET L'HYDROTHÉRAPIE

OU GUIDE PRATIQUE

D'ÉLECTRO-HYDROTHÉRAPIE APPLIQUÉE AU TRAITEMENT DE CES MALADIES

INTRODUCTION.

Ayant eu l'occasion d'observer sous la direction de mon père, le Dr L.-E. Dubois, un grand nombre d'affections nerveuses traitées par l'électricité et l'hydrothérapie, j'ai pensé à prendre pour ma thèse inaugurale le travail que je soumets aujourd'hui aux observations et aux critiques de mes savants maîtres.

Ce travail est essentiellement pratique. Il a pour but d'établir les règles et les indications du traitement des névralgies par deux agents thérapeutiques d'une puissance incontestable. Il a pour but de montrer l'utilité de chacun de ces agents employé isolément, l'importance qu'il y a parfois à les appliquer concurremment. En effet, par cette association de l'électricité à l'hydrothérapie on a plus de chances de guérir les névralgies rebelles ; je le démontrerai à propos de quelques névralgies en particulier. Je sais bien que la science y perdra un peu, parce qu'on ignorera qui de l'eau froide ou de l'électricité aura contribué le plus à la guérison. Qu'importe si le malade doit y gagner beaucoup!

On pourrait même arriver à démontrer qu'il y a souvent *indication* de faire ce traitement mixte. En effet, l'hydrothérapie est un modificateur puissant, et peut à elle seule guérir, je le reconnais; mais en modifiant l'organisme, elle facilite l'action des autres agents que l'on administre en même temps, c'est là un fait parfaitement connu, et relaté bien des fois par Fleury dans son ouvrage sur l'hydrothérapie. Il l'a observé surtout pour l'action des médicaments internes, du fer par exemple dans la chlorose. Quelques sceptiques ont même dit que l'hydrothérapie ne guérissait les chlorotiques, que parce qu'elle leur permettait de mieux assimiler le fer qu'on leur donnait à prendre. Pour ma part, j'ai vu des fièvres intermittentes rebelles céder, pendant qu'on soumettait les malades à l'hydrothérapie, céder au sulfate de quinine qui jusqu'alors ne les avait nullement modifiés.

Ce qui est vrai pour les médicaments internes, est aussi vrai pour l'électricité. Jamais cet agent n'agit plus sûrement que quand l'organisme est influencé par le traitement hydrothérapique. Comme l'eau froide, l'électricité à elle seule peut guérir les névralgies; mais elle les guérit bien mieux si on lui adjoint le premier agent.

Du reste je ne suis pas le premier à insister sur l'utilité de cette combinaison. En 1863, un médecin belge, le Dr Van Holsbeck, écrivait dans son journal : « Il se publie tous les jours de nombreuses observations de paralysies, de rhumatismes et de *névralgies* qui ont été promptement guéries par l'usage de l'électricité sagement unie à l'emploi des bains de mer ou des eaux minérales. Aussi on ne saurait assez *recommander la combinaison de ces moyens* aussi énergiques que puissants ; et, si l'on a un regret à exprimer, c'est de savoir qu'un *grand nombre d'établissements balnéologiques même en renom* sont encore dépourvus d'appareils qui réunissent toutes les conditions pour appliquer l'électricité avec succès. »

La même année le Dr Causard publiait, dans la *Revue d'hydrologie médicale*, un article où il annonçait que, depuis quelque temps, on avait, à l'hôpital militaire de Bourbonne-les-Bains, employé l'électricité concurremment avec l'hydrothérapie. Le nombre des guérisons augmenta considérablement, et à ce propos le Dr Causard écrit : « Sont ce les eaux, est-ce la faradisation qui amènent ce résultat réclamé par l'un et l'autre? Je crois être dans le vrai en disant : la faradisation et simultanément l'usage des bains et des douches produisent des effets inattendus, *un mieux plus certain à l'avance* que lorsqu'on emploie l'un ou l'autre de ces deux puissants agents thérapeutiques. »

En 1868 paraissait un travail du Dr Eberle, médecin consultant aux eaux de *Teplitz-Schonau* (Bohême), où il était dit : « Mais les eaux minérales, nonobstant toute leur puissance, ont besoin souvent d'un adjuvant, et cet adjuvant n'est autre que l'électricité, sur l'efficacité de laquelle nous avons appelé, à diverses reprises, pendant ces dernières années, la sérieuse attention des médecins qui pratiquent dans les villes d'eaux. »

Cependant aucun travail fixant les règles à suivre dans cette combinaison des deux traitements n'a, que je sache, paru jusqu'à ce jour. Je vais essayer de combler cette lacune au sujet des névralgies, me proposant plus tard de publier une étude complémentaire pour toutes les autres affections qui sont susceptibles d'être traitées par cette méthode.

Division du sujet. — Dans une première partie de mon travail j'exposerai les différents modes d'application de l'électricité et de l'hydrothérapie qui ont été conseillés pour le traitement des névralgies *en général*. Je donnerai une appréciation de chacun des procédés, devant indiquer plus loin les cas *particuliers* où il faudra employer un procédé de préférence à un autre.

Dans une seconde partie, je prendrai chaque névralgie en *particulier*, j'indiquerai pour chacune d'elles, quel est celui des modes d'application qui nous a paru devoir être le plus efficace, j'indiquerai pour chaque cas le point exact où doit être appliqué l'agent. Je citerai des observations à l'appui. Parmi ces observations, il y en aura où les deux agents auront été employés concurremment, il y en aura d'autres où ils auront été employés séparément. Je comparerai les résultats chaque fois que la chose sera possible et j'arriverai ainsi, je l'espère, à démontrer qu'il est utile, souvent indispensable, d'employer l'électricité et l'hydrothérapie soit séparément, soit concurremment, pour traiter avec succès les malades atteints de névralgies.

Dans cette seconde partie, j'insiste beaucoup sur le procédé opératoire, persuadé que souvent on néglige l'emploi de ce traitement parce que l'on ne sait pas au juste quel est le mode d'application le plus convenable.

PREMIÈRE PARTIE

Traitement électro-hydrothérapique des névralgies.

Avec le professeur Jaccoud (1), nous diviserons les névralgies au point de vue des causes qui les engendrent en : *névralgies essentielles* et *névralgies secondaires* dites *sympathiques* ou *symptomatiques.*

Les névralgies essentielles sont dues : « à des *modifications intrinsèques et primitives* de l'excitabilité du nerf lui-même sur un point quelconque de son trajet, depuis son noyau gris d'origine jusqu'à ses expansions terminales. »

Quant aux *névralgies secondaires* elles reconnaissent pour cause : ou bien un *état constitutionnel* pouvant modifier l'excitabilité nerveuse; ou bien une *lésion extrinsèque* agissant par compression ou autrement; mais capable d'irriter le nerf voisin de la partie malade au point d'amener une névralgie souvent incurable.

Ces notions sur les causes des névralgies sont de la plus haute importance. Et, en effet, l'électricité et l'hydrothérapie sont à peu près impuissantes pour guérir celles de la dernière catégorie, celles qui sont dues à des lésions de

(1) Traité de pathologie interne; 2e édition, p. 450.

voisinage, tandis que ces deux agents donnent des succès presque certains quand on les applique avec méthode au traitement de toutes les autres névralgies. Aussi dans chaque cas particulier le médecin devra-t-il soigneusement rechercher la cause de la maladie, pour ne pas aller promettre une guérison rapide alors qu'il faudrait à peine laisser espérer une légère amélioration. Cette amélioration, on l'obtient presque toujours, même dans les cas de névralgies par *lésions extrinsèques ;* en ce sens que l'on arrive à calmer la douleur. On la calme en appliquant sur le point le plus douloureux le réophore correspondant au pôle positif (anode) d'une pile 15 à 20 éléments Daniel. Mais au bout de quelques instants la douleur reparaît ; il faudrait pour guérir enlever l'épine qui par son voisinage irrite le nerf atteint ; c'est là le plus souvent l'affaire du chirurgien quand la partie malade est accessible à ses instruments. On a bien dit que l'électricité à courant continu pouvait modifier certaines tumeurs comprimant des nerfs, les faire disparaître même et par suite guérir le symptôme douleur; mais cela rentre dans l'étude des *applications de l'électricité à courant constant au traitement des tumeurs ou autres lésions*, dont je n'ai pas à m'occuper ici.

Je laisse donc de côté pour n'y plus revenir les névralgies dues à des *lésions extrinsèques*, puisque le traitement électro-hydrothérapique est sur elles à peu près sans influence.

Les autres névralgies *secondaires* ou *symptomatiques* sont dites *constitutionnelles* parce qu'elles sont liées à un état pathologique particulier du sujet; cet état pathologique peut être ou une maladie du sang (anémie) ou une névrose (hystérie), ou une maladie utérine (1), etc. Dans ce cas il

(1) Tout le monde connaît les beaux résultats que donne l'hydrothérapie dans les traitement des maladies des femmes. On ne sera

faudra, pour guérir la névralgie, modifier à la fois et le nerf atteint, et la constitution du sujet. L'électricité remplira la première indication, l'hydrothérapie la seconde. Là, l'emploi des deux moyens combinés est de la plus grande utilité, et c'est surtout pour les névralgies de ce groupe que nous conseillons d'y avoir recours.

Quant aux névralgies dues à une *modification du nerf lui-même*, modification qui peut être produite par le froid ou par toute autre cause extérieure, elles seront heureusement influencées par l'un ou l'autre des deux agents. Dans les cas simples il sera inutile de les associer, un d'eux suffit à la guérison ; mais dans les cas rebelles, dans les névralgies anciennes, dans les névralgies consécutives aux névrites, nous verrons qu'il a souvent été nécessaire de les combiner.

Art. I. — traitement par l'électricité.

Nous croyons inutile de nous étendre longuement sur les appareils électriques employés en médecine, et sur les accessoires de ces appareils. Dans le cours de ce travail nous supposerons connues les notions générales d'électrothérapie ; nous nous dispenserons en conséquence de décrire les piles, les pôles de ces piles, les instruments appelés rhéophores et qui servent à appliquer l'électricité sur l'organe malade. Toutes ces choses sont parfaitement décrites dans tous les traités d'électricité médicale, nous y renvoyons le lecteur désireux d'en faire une étude spéciale, nous le renvoyons plus particulièrement au *petit guide pratique d'électrothérapie* du Dr Onimus où se trouvent en peu de mots des détails suffisants.

donc pas surpris de nous voir conseiller l'emploi de la méthode mixte par les névralgies liées aux maladies utérines.

Nous nous contenterons de rappeler qu'en médecine on emploie : tantôt l'électricité fournie par les courants de la pile *seule*, sans intermédiaire d'aucun autre appareil, c'est l'électricité dite à *courants continus* ou *constants ;* tantôt l'électricité venant d'une pile ou d'un aimant mais passant par un *appareil d'induction* où elle développe des courants particuliers successivement *interrompus* et auxquels on a donné les noms de *courants induits, courants intermittents*. Dans ce dernier cas, si la source d'électricité est la pile, l'appareil intermédiaire s'appellera : *électro-magnétique* (appareil Morin) ; si la source d'électricité est un aimant, l'appareil sera dit : *magnéto-électrique* (appareil de Pixii, de Clarke, de Gaiffe, etc.)

Les effets physiologiques et thérapeutiques des *courants constants* et des *courants intermittents* sont très-différents, et nous allons décrire successivement la valeur de chacun d'eux dans le traitement des névralgies.

1° COURANTS INTERMITTENTS OU INDUITS. — Ces courants sont employés suivant deux méthodes qui comptent l'une et l'autre un assez bon nombre de guérisons. Une des méthodes a été imaginée par Duchenne (de Boulogne), qui lui a donné le nom de *méthode révulsive ;* l'autre employée par A. Becquerel a été appelée : *méthode hyposthénisante.*

A. *Méthode révulsive.* — Elle consiste à électriser la peau suivant le trajet du nerf malade, à l'aide d'un appareil donnant des intermittences très-rapides. On ne doit électriser que la peau, et pour cela il faut qu'elle soit très-sèche (1) ; sans cette condition, en effet, l'électricité traver-

(1) Si au moment de l'application électrique la peau était humide, il serait bon après avoir essuyé la partie à électriser, de la saupoudrer avec une poudre absorbante, celle de lycopode par exemple.

serait les téguments externes, agirait sur les muscles en provoquant d'énergiques contractions.

Procédé opératoire.—A l'aide de fils conducteurs métalliques garnis d'un tissu isolant (soie ou laine) on met en communication les deux pôles d'un appareil d'induction avec deux excitateurs métalliques. Ces excitateurs ou rhéophores seront : ou bien des cylindres de cuivre ajustés à l'extrémité d'un manche isolant, ou bien de petits balais de cuivre. D'après nous, c'est au balai électrique qu'il faudra donner la préférence dans tous les cas où l'on voudra appliquer la méthode révulsive. On fait alors marcher l'appareil d'induction avec des *intermittences très-rapides*, et l'on fustige la peau suivant le trajet du nerf malade, à l'aide des deux conducteurs métalliques. L'opération devra durer de 5 à 10 minutes, elle est souvent très-douloureuse, surtout quand elle est appliquée aux névralgies faciales. Elle amène un érythème intense qui disparaît au bout de quelques heures.

Appréciations. — Cette méthode de Duchenne est douloureuse et nous croyons qu'il est des régions où il ne faut pas l'appliquer, à la figure et au scrotum par exemple. Elle est à peu près impuissante à guérir les névralgies anciennes et rebelles ; mais dans les cas de névralgies récentes, de névralgies *à frigore* principalement, elle produit des résultats surprenants. Une seule séance suffit parfois pour guérir le malade. *Dans tous les cas on peut, dès une première séance, savoir si le traitement par la méthode révulsive réussira ou ne réussira pas.* En effet, nous avons bien des fois constaté la vérité de cette proposition qu'après Duchenne, Niemeyer écrit dans son *Traité de pathologie interne :* « Ce n'est que dans les cas où immédiatement après l'électrisation les douleurs sont considérablement améliorées, ne serait-ce que pour très-peu de temps, que l'on est en droit d'espérer la réussite ; si ce premier effet palliatif n'a pas lieu, la continuation du traitement n'amène aucun résultat. » Il faudra alors avoir recours à un autre moyen, au courant continu, ou au traitement hydrothérapique.

En résumé nous conseillons la méthode révulsive de Duchenne pour les névralgies récentes siégeant dans des régions peu sensibles. Elle peut guérir des névralgies anciennes (elle en a guéri) (1), mais on devra renoncer à son emploi si dès la première séance elle n'a pas produit une amélioration considérable.

B. *Méthode hyposthénisante.* — Imaginée par Becquerel cette méthode consiste à faire passer un courant à intermittences rapides le long du nerf atteint de névralgie. Dans ce cas il faut que l'électricité pénètre à travers les tissus ; pour cela la peau devra être humide au niveau des points à électriser. On réalisera cette condition en employant des excitateurs imbibés d'eau comme par exemple une éponge dans un cylindre métallique, ou mieux un excitateur en charbon recouvert de peau de chamois. L'eau qui servira à mouiller le rhéophore devra être légèrement acidulée avec quelques gouttes d'acide sulfurique. Cette condition n'est cependant pas indispensable, mais elle favorise le passage du courant.

Procédé opératoire. — L'appareil étant en marche, on appliquera l'électrode correspondant au pôle *positif*, dans

(1) Voir les observations que publie Duchenne, dans son Traité d'électrisation localisée, et que nous rappellerons plus loin à propos de quelques névralgies en particulier.

la région du nerf la plus rapprochée de l'axe cérébro-spinal, et l'on placera l'électrode *négative* sur les divers points douloureux plus éloignés du centre. Ces divers points douloureux sont ceux que Valleix a indiqués pour chaque névralgie en particulier. Quelques auteurs conseillent de promener l'électrode négative le long des différentes branches du nerf malade, l'électrode positive étant toujours maintenue en place. Ce procédé nous a paru moins bon que l'autre qui consiste à laisser l'électrode négative une ou deux minutes sur un point douloureux, puis à la porter au second point où on la laissera le même laps de temps, et ainsi de suite jusqu'à ce qu'on ait touché tous les points douloureux trouvés à la pression du doigt ou indiqués par le malade.

Appréciation. — Cette méthode a réussi dans des névralgies qui avaient résisté aux moyens ordinaires (cautérisation au fer rouge, vésicatoires, etc.), elle a été expérimentée principalement dans la sciatique, où entre les mains de Becquerel elle a produit quinze guérisons sur dix-sept malades traités. L'application est très-douloureuse, quelques malades ne peuvent la supporter; il est des cas, et aucun signe ne peut les faire reconnaître à l'avance, où loin de guérir elle amène une aggravation qui souvent rebute le malade; c'est ce qui a fait écrire à Onimus, dans son *Traité d'électricité médicale :* « Il nous paraît imprudent d'employer la méthode hyposthénisante dans d'autres névralgies que la sciatique; on risque d'augmenter les douleurs lorsque l'on n'a pas la chance de trouver un *cas favorable.* Aussi dans presque tous les cas de névralgie nous croyons qu'il est préférable d'avoir recours aux courants continus. »

Nous sommes de cet avis, mais nous croyons qu'outre la sciatique on peut aussi traiter la névralgie intercostale par cette méthode. Becquerel a obtenu six guérisons sur six cas traités. Nous y reviendrons, du reste, à propos des névralgies en particulier.

Nous rapprochons de la méthode hyposthénisante, l'électro-puncture imaginée par Magendie. Ce procédé consiste à piquer deux aiguilles dans le nerf malade et à mettre ces aiguilles en communication soit avec un appareil d'induction à intermittences rapides, soit avec le courant de la pile. Dans ce dernier cas, la douleur est moindre, mais dans le premier l'opération est tellement douloureuse que nous la rejetons absolument ; et nous ne l'avons mentionnée ici que pour mémoire.

2° COURANTS CONTINUS *ou* CONSTANTS. — « *Un moyen qui rend beaucoup plus de services dans les névralgies que le courant induit, c'est l'emploi du courant continu. Bien des cas traités sans succès à l'aide du courant induit ont été guéris à l'aide du courant constant, tandis que jusqu'à présent je n'ai jamais constaté l'inverse.* »

Telle est l'appréciation de Niemeyer sur la valeur des courants constants, ils rendent plus de services encore que les courants induits; et cependant voici ce qu'il pense de ces derniers : « Beaucoup de névralgies traitées auparavant sans succès par les remèdes les plus variés sont guéries définitivement après douze ou vingt séances, et quelques-unes encore plus rapidement. »

J'ai tenu à faire ces citations pour bien convaincre le lecteur de l'utilité du courant continu dans le traitement des névralgies, et pour attirer d'une façon toute spéciale son attention sur cette partie de mon travail.

Le courant continu est le courant venant directement de

la pile. Le plus ordinairement on emploie des piles au sulfate de cuivre, piles de Daniell plus ou moins modifiées et réunies entre elles en nombre variable. Il est bon d'avoir une cinquantaine d'éléments. La pile la plus employée et qui nous a paru de beaucoup supérieure à toutes les autres est la pile Trouvé-Callaud, heureuse modification de celle de Daniell. Quoi qu'il en soit, il est de toute nécessité d'avoir des éléments à large surface (1) (par large surface nous entendons des éléments avec des vases ayant 12 centimètres de diamètre), des éléments à action chimique faible, et c'est pour cela que d'un commun accord tout le monde conseille les piles au sulfate de cuivre.

Outre ces piles on a employé des éléments faits avec deux métaux différents (zinc et cuivre) soudés l'un à l'autre et appliqués sous forme de *chaîne électrique*. Nous en dirons quelques mots.

Si on réunit les deux pôles d'une pile à l'aide d'un fil métallique, le courant dans ce fil va du pôle positif (cuivre) au pôle négatif (zinc). Si on coupe ce fil et qu'on interpose le corps humain en plaçant une des extrémités du fil dans chaque main, le courant traversera le corps de l'homme suivant la direction qu'il avait dans le fil, et si l'électrode positive était dans la main gauche, il traversera le corps de gauche à droite. J'ai rappelé ces notions sur la direction du courant à sa sortie de la pile afin de bien faire comprendre ce qu'on entend par courant *ascendant* et par courant *descendant*.

Le courant est dit descendant, quand il traverse le corps en allant du centre cérébro-spinal vers la périphérie.

Pour la moelle, le courant sera descendant quand il ira de haut en bas, quand en un mot il s'éloignera du centre

(1) Remak.
Dubois.

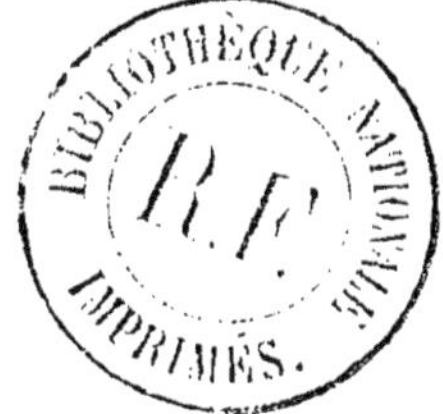

cérébral. Prenons un exemple : vous voulez appliquer sur le nerf sciatique un courant descendant, placez l'électrode positive dans la région lombaire correspondante au plexus sacré, placez l'électrode négative dans le creux poplité; le courant ira de la moelle (électrode positive) au creux poplité (électrode négative), il sera descendant.

Le courant est ascendant, quand il traverse le corps en allant de la périphérie vers les centres. Ainsi pour obtenir le long du sciatique un courant ascendant, il suffira de changer les électrodes, de placer l'électrode positive (d'où part le courant) dans le creux poplité, et l'électrode négative à la région lombaire.

Quand on applique le courant continu on doit toujours avoir présent à l'esprit la direction du courant, car il n'est pas indifférent d'employer le courant ascendant ou le courant descendant.

Pour les névralgies et dans presque tous les cas on doit employer le courant descendant.

A notre avis, cette règle ne souffre qu'une exception, c'est celle où le malade indique sur le trajet du nerf atteint un point parfaitement circonscrit et plus spécialement douloureux qu'aucun autre. Il est permis de supposer alors, qu'en ce point le nerf a subi une modification particulière, inflammatoire ou autre, contre laquelle on emploiera l'action résolutive du *pôle positif* sans s'occuper de la direction à donner au courant. Sur ce point, on appliquera l'électrode positive.

L'application du courant continu est peu douloureuse si on a le soin d'employer un nombre modéré d'éléments de quatre à trente, suivant les cas. La seule règle générale qu'on puisse établir à ce sujet est la suivante : *Jamais on n'emploiera plus d'éléments que le malade n'en peut sup-*

porter sans douleur. Il vaut mieux débuter par une dose plus faible pour en prendre ensuite une plus forte, que de courir le risque d'aggraver l'état du malade au lieu de le soulager. Ce soulagement, on l'obtient toujours même dans les névralgies les plus rebelles, quand on sait appliquer le courant continu; aussi Remak a-t-il écrit : « Si la douleur névralgique reparaît plus forte après deux ou trois séances, c'est un signe qu'il faut diminuer l'intensité des courants. »

Procédé opératoire. — Deux fils métalliques garnis d'une substance isolante sont mis en communication avec une batterie composée du nombre d'éléments que l'on désire employer. Un des fils correspond au pôle positif, l'autre au pôle négatif de la batterie. A l'extrémité opposée de ces fils, on attache des excitateurs ou rhéophores métalliques garnis de peau de chamois; on emploie très-souvent aussi des tampons de charbon garnis de la même substance. Peu importe; ce qu'il faut, c'est que ces excitateurs soient très-larges (Onimus). Cette largeur du rhéophore variera évidemment avec la région; c'est ainsi que pour la figure on ne pourrait pas employer un excitateur aussi large que pour la cuisse.

Les tampons étant imbibés d'eau tiède acidulée ou non, on en appliquera un (le positif) sur le point du nerf le plus rapproché des centres nerveux; l'autre, à l'extremité périphérique du même nerf ou sur un des points douloureux de son trajet. On laissera les tampons en place pendant cinq à dix minutes, sans remuer, afin de ne pas interrompre le circuit. Si on ne veut produire aucune secousse à la fin de l'opération et éviter ainsi au patient une sensation désagréable, souvent douloureuse, on rapprochera les tampons l'un de l'autre en les glissant sur la peau du malade. et on ne les soulèvera qu'après les avoir mis au contact l'un de l'autre.

Ce procédé, que nous croyons être le premier à décrire, est celui que nous employons habituellement quand nous voulons éviter la secousse Cette secousse, Remak, au contraire, cherche à la provoquer; il lui attribue une grande importance : « D'après mes observations, dit-il, on favorise beaucoup l'effet efficace du courant stable en l'appliquant de 6 en 6 pouces le long du trajet du nerf. et en provoquant à *la fin de la séance*, dans le domaine du nerf lui-même, deux ou trois contractions momentanées par le moyen d'interruptions unipolaires. Cette dernière application servira à résoudre les contractures des muscles secondaires qui rendent si souvent la marche pénible et difficile. »

Les interruptions que conseille Remak devront être faites dans les cas de névralgies anciennes, de névralgies consécutives à des névrites, alors que la névralgie aura produit un commencement d'atrophie des muscles auxquels le nerf malade fournit des branches. Dans ces cas, pour lesquels il faut toujours un traitement fort long, on favorisera l'action du courant continu en électrisant avec des courants induits les muscles frappés d'atrophie. C'est dans ces cas aussi que l'hydrothérapie sera un adjuvant des plus précieux.

Cette réserve faite, nous croyons que la plupart du temps il est préférable de retirer les tampons sans donner de secousses au malade. Chez quelques malades, en effet, nous avons vu ces secousses faire reparaître la douleur, qu avait déjà enlevée l'application du courant constant.

Appréciations. — Le courant continu appliqué comme

il vient d'être dit est un des moyens les plus puissants que nous possédions pour guérir les névralgies. Le traitement est peu douloureux (nous avons vu qu'il n'en est pas de même pour l'électrisation par le courant induit); il surexcite rarement, à moins qu'on n'emploie une trop grande quantité d'éléments.

Dans les névralgies récentes, le courant continu de même que le courant induit, guérit en deux ou trois séances de dix minutes, à moins que la névralgie ne soit liée à un état constitutionnel particulier. Dans ce cas chaque application calmera pour quelque temps, souvent pour plusieurs jours, mais la névralgie reparaîtra jusqu'à ce qu'on ait modifié l'état général par l'hydrothérapie ou un traitement interne approprié.

Pour les névralgies anciennes, nous croyons qu'il faut préférer, et de beaucoup, le courant constant au courant induit.

Nous venons de décrire le procédé opératoire le plus habituellement employé quand on veut soigner les névralgies par le courant continu. — Une autre méthode vantée par Hiffelsheim consiste à laisser le malade sous l'influence de l'électricité pendant un temps très-long, pendant 48 heures par exemple et même plus. — Pour cela on emploie des courants faibles, comme ceux fournis par les chaînes électriques de Pulvermacher avec lesquelles Hiffelsheim fit ses premiers essais. Plus tard il préféra de petites piles en co onne au sulfate de plomb, qui à notre avis n'ont sur les chaînes aucun avantage, tandis qu'elles ont un inconvénient, celui de nécessiter l'emploi de fils conducteurs au bout desquels le malade restera attaché pendant les nombreuses heures que durera son traitement.

Les courants continus permanents sont à peu près abandonnés aujourd'hui, et cependant ils ont donné entre les mains d'Hiffelsheim des résultats incontestables. Dans son ouvrage sur *les applications de la pile de Volta*, il rapporte 5 observations de guérison de tic douloureux, dont un cas récent guéri en trois jours; 3 guérisons de sciatiques rebelles, etc. Mais ces résultats comparés à ceux que l'on obtient par le courant continu appliqué comme nous l'avons dit page 19, ne sont pas assez remarquables pour que nous puissions conseiller l'emploi du courant permanent dans le traitement des névralgies. On ne devra se servir de cette méthode qu'à défaut des appareils nécessaires pour l'emploi du courant continu ordinaire.

Il est encore un cas où nous conseillerions volontiers de se servir des chaînes de Pulvermacher. Quand après un traitement électro-hydrothérapique d'un ou deux mois, un malade atteint de névralgie rebelle a été notablement soulagé sans être tout à fait guéri, nous croyons qu'il serait utile de mettre à sa disposition une chaîne électrique, qu'il pourrait s'appliquer lui-même de temps à autre. Le courant de la chaîne est assez faible pour qu'elle puisse être maniée sans danger par le malade, qui, s'il n'achève pas sa guérison, maintiendra par ces applications d'un courant continu peu intense l'amélioration précédemment obtenue.

Art. II. — Traitement par l'hydrothérapie.

Comme pour l'électricité nous nous dispenserons de donner une description complète des appareils hydrothérapiques, renvoyant pour cela le lecteur aux traités spéciaux de Fleury ou de Beni-Barde.

Nous classerons en deux groupes les appareils nécessaires pour le traitement des névralgies : 1° ceux destinés à employer l'eau *froide*, 2° ceux destinés à l'emploi de *la chaleur*. En effet c'est par la combinaison méthodique de ces moyens : *chaud et froid*, que l'on arrive le plus facilement à guérir les névralgies rebelles. Fleury, le premier(1), a attiré l'attention sur ce point, et depuis lors la plupart des médecins hydropathes soignent les névralgies d'après les règles qu'il a tracées.

1° Emploi de l'eau froide. — L'eau froide est appliquée, ou bien sur toute la surface du corps, ou bien sur un point circonscrit.

On obtient le premier résultat par le drap mouillé, ou l'immersion dans la piscine, moyens peu usités dans le traitement des névralgies. Il n'en est pas de même de la douche *générale* en pluie, qui rendra de grands services, surtout dans les névralgies liées à la chlorose. Cette douche en pluie, précédée ou non de la sudation, devra durer de 10 à 60 secondes, et sera accompagnée ou suivie de la douche mobile en jet, que l'on promènera pendant une ou deux minutes soit le long de la colonne vertébrale, soit le long du nerf malade. C'est à l'aide de la douche mobile que se feront les applications locales. La force de projection de l'eau sera graduée dans ce cas, suivant les régions que l'on voudra toucher.

2° Emploi de la chaleur. — Ce seront tantôt de l'eau chaude, tantôt la sudation dans l'étuve sèche ou humide, qui serviront à appliquer la chaleur.

L'*eau chaude* s'emploiera la plupart du temps sous forme de *douche écossaise*, ou de *douche alternative*. La douche écossaise consiste à projeter sur la surface du

(1) Traité d'hydrothérapie, 3e édition, page 533.

corps de l'eau chaude, dont la température va en croissant progressivement de 30 à 50°, et à faire suivre cette application chaude qui aura duré de une à quatre minutes, d'une douche courte (15 secondes) avec eau très-froide.

La douche alternative se pratique de la façon suivante : pendant un certain laps de temps (15 secondes) vous projetez de l'eau chaude, immédiatement après et pendant le même temps vous donnez une douche froide, puis vous revenez à l'eau chaude, vous reprenez l'eau froide et ainsi de suite pendant une à quatre minutes, en ayant soin de terminer l'opération par une application froide. Cette douche alternative produit une révulsion encore plus énergique que la douche écossaise ; on devra réserver son emploi pour les cas les plus rebelles et dans lesquels il n'y aura que des *douleurs subaiguës*, sans cela il y aurait à craindre une aggravation du symptôme douleur.

L'*étuve sèche* est une chaise en bois percée de trous, audessous de laquelle on placera une lampe à alcool à plusieurs becs, et dont on pourra régler la quantité de chaleur fournie. Le malade, complètement nu, étant assis sur cette chaise, on l'enveloppe d'une couverture de laine, en ayant soin de laisser la tête au dehors ; on allume la lampe, et on attend qu'une transpiration abondante se produise. Au bout de vingt à quarante minutes, on a le résultat désiré ; le malade sort de l étuve et va à la douche froide.

L'*étuve humide* est tantôt une chambre dans laquelle on fait arriver de la vapeur d'eau, tantôt une caisse où l'on place tout le corps moins la tête ; parfois aussi on se dispense, dans les sciatiques par exemple, d'y placer la poitrine. Comme après l'étuve sèche, le malade passe à la douche froide.

On peut aussi dans certains cas donner des douches

locales de vapeur. Cette vapeur peut être pure ou chargée de principes médicamenteux (fumigations). A ce propos, je dois signaler la méthode préconisée par le Dr Chevandier, qui consiste à joindre à l'étuve sèche des fumigations térébenthinées Ce moyen nous a donné de bons résultats dans le traitement de plusieurs sciatiques rebelles.

Je ne terminerai pas ce rapide aperçu des moyens hydrothérapiques applicables aux névralgies sans parler un peu de l'aquapuncture, moyen qui produit une révulsion très-énergique. On l'applique à l'aide d'un appareil imaginé par M. Mathieu et auquel il a donné le nom d'*aquapuncteur*. C'est une petite pompe aspirante et foulante, que l'on manœuvre à l'aide d'un long bras de levier. Le liquide sort par un orifice microscopique avec une force telle qu'il peut percer l'épiderme et venir s'épancher dans l'épaisseur du derme en formant une ampoule de la grosseur d'une petite noisette. Cette ampoule est en tout comparable à celle que l'on produit en faisant une injection sous-cutanée. La douleur au moment de l'application est extrêmement vive, tellement vive que la plupart des malades chez qui nous avons voulu employer l'aquapuncture se sont vus obligés d'y renoncer après deux ou trois séances, malgré le calme *momentané* que produisait *toujours* ce mode de traitement. Aussi je ne m'explique pas qu'on ait pu écrire dans une thèse inaugurale, soutenue à la Faculté de Paris en 1872, les deux phrases qui suivent : « On a accusé l'aquapuncture de causer une douleur vive et insupportable. Qu'est-ce qu'une pareille souffrance comparée à celle que procure l'électricité? » Evidemment l'auteur ne connaît que l'aquapuncture et n'a jamais vu électriser personne! Dans cette thèse, le Dr Servajan publie un résumé statistique dans lequel il *relève* sous, le titre *guérisons*, des maladies qui ont été à peine améliorées. Nous trouvons par exemple deux cas de *guérisons* de névralgies faciales dont l'auteur a donné précédemment l'observation, et dans une des observations il est dit : « La névralgie reparut deux mois après l'aquapuncture. » En vérité une rémission de deux mois peut-elle porter le nom de *guérison?*

Malgré les imperfections et les lacunes du travail dont je viens de parler, je crois qu'il ne faut pas rejeter absolument l'aquapuncture. En effet, elle calme toujours la douleur; il est vrai que c'est au prix d'une souffrance à peine tolérable mais momentanée. Seulement je dois faire observer que l'on obtiendrait presque identiquement le même résultat en injectant avec la seringue de Pravaz un peu d'eau sous la peau. Dans ce cas, c'est l'aiguille et non le filet d'eau qui perce l'épiderme.

Si j'ai autant insisté sur la *douche filiforme*, c'est parce qu'elle est à peine mentionnée dans les traités d'hydrothérapie, c'est surtout parce que sa valeur thérapeutique n'y est pas appréciée. On pourrait croire que l'aquapuncteur est indispensable au médecin s'occupant du traitement des névralgies, alors qu'il n'a qu'une importance fort restreinte et qu'avec une seringue de Pravaz on peut avantageusement le remplacer dans les cas où son emploi semblerait indiqué.

Mode d'administration des moyens hydrothérapiques dans les traitements des névralgies. — Nous l'avons déjà dit, *c'est à l'association du calorique et du froid* qu'il faudra avoir recours pour traiter les névralgies. Fleury, le premier, a préconisé et dans presque tous les cas, le traitement suivant : placer le malade dans l'étuve sèche, l'y laisser environ une demi-heure, le faire passer immédiatement à la douche froide, qui sera donnée comme il suit : pendant quelques secondes, douche générale en pluie suivie d'une douche mobile en jet brisé. « Par ce moyen, dit-il, *tous* les malades affectés de névralgies récentes, aiguës et localisées sont guéris après *une, deux* ou *trois séances au maximum.* »

Pour les névralgies anciennes la question est plus complexe et l'on ne peut pas toujours soumettre d'emblée le malade à ce mode de traitement. Avant que l'effet analgésique ne se produise, il y a chez quelques sujets, sous l'influence de la méthode de Fleury, une excitation assez forte pour que certains névropathes, prompts à se décourager, renoncent dès le début à un traitement, qui avec un peu de persévérance parviendrait à les guérir. C'est pour cela qu'avec Beni-Barde (1) nous conseillerons de commencer le traitement par une *douche écossaisse* peu énergique, nous réservant, si la chose est nécessaire, d'avoir recours à l'étuve le second ou le troisième jour du traitement.

L'étuve ne devra pas être employée plus de trois fois par semaine ; la durée maximum du séjour dans l'étuve sera de 40 minutes. Si la douleur est aiguë, la température de l'étuve ne devra pas dépasser 40°; si la douleur est subaiguë, il faudra avoir recours à des applications plus longues à température progressivement élevée jusqu'à 70° centigrades.

Valeur et indications des agents hydrothérapiques. — Avant Fleury, Rapou(2), Lambert avaient guéri quelques névralgies par l'emploi de la chaleur; mais Scoutteten,

(1) Beni-Barde. Traité d'hydrothérapie 1874, page 309.
(2) Traité de la méthode fumigatoire, t. II, p. 297 à 300.

Lubansky, Engel, Schedel et autres qui ont écrit différents mémoires sur l'hydrothérapie ne parlent pas de sa valeur dans le traitement des névralgies. Cette valeur est cependant considérable, comme le prouveront les observations que nous relaterons plus loin ; et Beni-Barde place l'hydrothérapie en première ligne dans la thérapeutique antinévralgique. « En effet, dit-il, on peut à l'aide des diverses modificateurs dont se compose cette puissante médication, combattre tout à la fois l'élément douleur et l'état pathologique de l'organisme qui donne lieu à la souffrance nerveuse. »

De son côté, Becquerel dont on ne nous contestera ni l'autorité, ni l'impartialité, dans les leçons qu'il a faites à l'hôpital de la Pitié en 1859, et qui ont été publiées dans le journal *Le Progrès*, disait : « Lorsqu'on n'a pas réussi à faire disparaître une névralgie par les préparations de quinine, ou par l'application endermique de la morphine, on doit essayer la méthode électrique hyposthénisante : on aura de grandes chances de guérir ces névralgies. Si toutefois on échouait, c'est alors qu'on pourrait avoir recours à l'hydrothérapie *et je ne mets pas en doute qu'elle ne puisse enlever les névralgies rebelles, qui auraient résisté à ces divers modes de traitement.* M. Fleury l'a d'ailleurs prouvé par de très-nombreuses et très remarquables observations. »

Quant à nous, nous croyons qu'il faut avoir recours immédiatement à la méthode *électro-hydrothérapique*, sans avoir fait subir au malade cette série de médications plus ennuyeuses et surtout moins efficaces, que celle que nous préconisons.

Toutes les névralgies, sauf celles qui sont symptomatiques d'une lésion matérielle indestructible, pourront être soignées avec chances de succès par l'hydrothérapie, toutes, même celles qui sont *consécutives aux névrites*. Telle est l'indication que nous formulons, indication bien plus large que celle de Becquerel, qui disait : « C'est chez les individus ainsi constituées (névropathes) prédisposés aux névralgies et présentant une sorte de diathèse névralgique, qu'on doit avoir recours d'emblée et sans hésitation à la méthode hydrothérapique. » Pour les autres cas il voulait qu'on employât tous, les moyens connus avant de se servir de la « médication la plus efficace, la plus sûre, la moins douloureuse et la plus facile. » (L. Fleury.)

Art. III. — Traitement électro-hydrothérapique.

Nous l'avons déjà dit, l'électricité et l'hydrothérapie l'une et l'autre guéri un grand nombre de névralgies ; elles en ont amélioré un plus grand nombre encore. Ces deux méthodes ont chacune une valeur incontestable dans le traitement des névralgies, et si nous proposons de les associer, c'est parce que nous avons reconnu qu'elles donnaient alors de plus beaux succès. Tout à fait au commencement de notre travail nous avons relaté l'opinion de quelques médecins *hydropathes* sur l'utilité de cette combinaison ; qu'on nous permette d'indiquer ici ce que pensait à ce sujet un célèbre *électricien*, Remak « Je n'hésite pas, dit-il, dans certains états anormaux du sang, dans l'olighémie par exemple, qui complique si souvent les *affections nerveuses*, de prescrire à mes malades les eaux minérales. En agissant ainsi je me suis aperçu que *je développais une plus grande réceptivité de l'organisme pour les effets ultérieurs du courant constant.* » Cette opinion d'un homme qui avait une aussi longue expérience que Remak nous plaît d'autant plus, que c'est à peu près celle que nous émettions plus haut en disant : « il ne faut pas oublier qu'en modifiant l'organisme, l'hydrothérapie facilite l'action des autres agents que l'on administre en même temps. » Aussi allons-nous insister dans cet article sur les règles à suivre pour ce traitement mixte, et sur les indications de son emploi. Ces indications sont très-difficiles à établir, ainsi que nous l'a fait observer M. le professeur Lasègue, dans une courte mais très-substantielle causerie que nous avons eue avec lui sur ce sujet. Malgré ces difficultés nous allons tâcher de donner quelques règles générales, tout en prévenant le lecteur que souvent il sera obligé de se soustraire à la règle pour se laisser guider par l'impressionnabilité de chaque sujet en particulier. La règle aura cet avantage, de ne pas livrer au hasard le choix du procédé hydrothérapique et du procédé électrique ; celui qu'elle indique réussira le plus souvent; s'il ne réussit pas, changez-en sans crainte, car, comme le fait observer Béni-Barde : « la guérison de certains troubles nerveux est quelquefois le fait du changement de médication, et dans l'espèce (il parle des névralgies) on peut supposer que le deuxième agent employé n'a d'autre avantage sur le premier que de venir après lui. »

Indications. — 1° La *névralgie aiguë récente, à frigore* sera rarement traitée par la méthode électro-hydrothérapique, parce que n'ayant pas sous la main les appareils nécessaires à l'emploi de cette méthode, on emploiera d'autres moyens plus usuels (vésicatoires, injections sous-cutanées, etc.) qui souvent suffiront à la guérison. Dans ces cas, cependant, un médecin qui aurait à sa disposition des appareils électriques devrait, à notre avis, employer l'électricité de préférence au vésicatoire, car si le malade est atteint d'une névralgie capable de guérir par les moyens *ordinaires* je ne crains pas d'affirmer que l'électricité donnera des résultats qui surprendront le médecin lui-même. A moins qu'il ne s'agisse d'un sujet très-sensible ou très-impressionnable, au quel cas on devrait se servir du courant continu descendant, nous conseillerions d'appliquer d'emblée la méthode révulsive de Duchenne. Si au bout de deux ou trois séances le malade n'est pas sensiblement amélioré, c'est qu'on a affaire à un cas rebelle qui devra être traité comme ceux dont nous allons parler tout à l'heure. Ici l'électricité aura servi de pierre de touche, car cette névralgie qu'elle n'a pas pu guérir, vous la verrez résister à bien d'autres traitements!

L'hydrothérapie, elle aussi, vient très-facilement à bout de ces névralgies *aiguës récentes*, si facilement que Fleury dit les avoir *toutes* vu guérir en trois séances au maximum, par la sudation dans l'étuve sèche, suivie de la douche froide appliquée de la façon décrite dans l'article précédent. Mais, je le répète, ce ne sont pas ces cas simples, dans lesquels *tous les traitements* peuvent réussir, que l'on est appelé à soigner par l'électro-hydrothérapie, c'est quand les malades ont déjà subi la torture d'une vingtaine de vésicatoires et d'une dizaine de cautérisations au fer rouge, qu'ils se confient à nos soins. Le traitement dans ces cas n'est pas aussi facile, et l'on n'obtient plus d'aussi merveilleux résultats. Cette méthode pas plus qu'aucune autre ne fait de miracles, et ce serait une erreur de croire qu'elle n'a pas ses insuccès. Elle en a, mais ils sont moins nombreux que par les autres méthodes; et surtout elle guérit parfois là où tous les autres traitements ont échoué.

2° En présence d'un malade atteint de névralgie *rebelle* la première question à se poser est celle-ci : Quelle est la cause de cette névralgie? C'est, en effet, sur la cause supposée, que nous baserons surtout les indications du traitement électro-hydrothérapique; l'intensité de la douleur devra aussi guider notre choix pour l'emploi du moyen le plus convenable. Ce n'est point à l'anatomie pathologique à la nature de la lésion du nerf malade que nous pouvons demander quelque chose; elle n'est pas encore suffisamment complète pour cela.

Nous l'avons déjà dit, les névralgies dues à des *lésions extrinsèques* capables de modifier profondément le nerf ne pourraient bénéficier du traitement électro-hydrothérapique que si ce traitement pouvait influencer la lésion, cause de la douleur. Cela a lieu parfois mais c'est l'exception; aussi quand le médecin *peut* reconnaître que la névralgie est liée à un tel état pathologique, il devra, s'il consent à soigner le malade par la méthode électro-hydrothérapique, le prévenir qu'il y a peu de chances de voir réussir le traitement. Le résultat possible étant presque toujours une amélioration passagère. Telle nous paraît être la conduite à tenir dans ces cas; théoriquement rien de plus simple; mais en pratique c'est autre chose. Il est souvent très-difficile de reconnaître si oui ou non la névralgie est due à une lésion extrinsèque. On n'affirmera l'incurabilité par l'électro-hydrothérapie que si la lésion extrinsèque est très-manifeste; dans les cas douteux on essaiera le traitement pendant un mois; et si après ce laps de temps il n'y a pas d'amélioration il est à craindre qu'il n'y ait une cause matérielle sur laquelle nous ne pouvons rien.

Dans ces cas *douteux* les plus *rebelles* évidemment, on devra instituer le traitement de la façon suivante : Si les douleurs sont très-vives on cherchera à les atténuer en appliquant le long du nerf malade un courant continu descendant d'une dizaine d'éléments au plus, courant qu'on laissera fonctionner pendant au moins une demi-heure. Le lendemain on donnera une douche écossaise, qui a l'avantage sur l'étuve de calmer sans trop exciter. Si à l'aide de ces deux moyens, que l'on continuera pendant une huitaine de jours, on parvient à calmer les douleurs, on arrivera à un traitement plus énergique, traitement par lequel on pourrait débuter chez des malades n'ayant que des douleurs subaiguës.

Voici comment nous procédons alors: le malade est soumis à deux séances par jour, l'une est consacrée à l'emploi des moyens hydrothérapiques, l'autre à l'agent électrique. Le matin, pendant la première semaine, nous soumettons le malade, de deux jours l'un, tantôt à l'étuve sèche suivie de la douche froide, tantôt à la douche alternative (pour le procédé opératoire, voir plus haut); le soir nous appliquons le courant continu descendant, nous commençons par cinq ou dix éléments suivant la région, puis nous augmentons chaque jour d'un ou deux éléments, jusqu'à ce que le malade commence à ne pouvoir en supporter un plus grand nombre; chaque séance dure de 10 à 30 minutes. Si le long du trajet du nerf se trouve un point *bien localisé* et *plus douloureux* qu'aucun autre, nous appliquons sur ce point le rhéophore positif sans trop nous occuper de la direction du courant. Nous nous sommes expliqué à ce sujet plus haut.

La seconde semaine, à moins qu'une amélioration sensible ne soit survenue, nous abandonnons l'étuve sèche pour prescrire les bains et les douches de vapeur. Le reste du traitement est le même; si cependant les muscles auxquels se distribue le nerf malade étaient atrophiés, on pourrait tous les deux jours faire une séance d'électrisation localisée à ces muscles avec un appareil d'induction de moyenne force. Nous ne conseillons pas de tenter dans ces cas rebelles la méthode hyposthénisante de Becquerel, car si le courant continu échoue il est probable qu'elle sera impuissante. On pourrait cependant l'essayer si elle ne provoque pas de douleur trop vive.

Après ce traitement méthodique de quinze jours si on n'a *rien obtenu*, on emploiera les uns après les autres tous les procédés électro-hydrothérapiques dont nous avons parlé depuis la sudation térébenthinée jusqu'au bain électrique, pour voir si par cette succession d'une série de moyens variés on n'arrivera pas à un résultat satisfaisant. Si on a la chance de rencontrer un moyen qui semble plus spécialement efficace on s'appesantira davantage sur son emploi, jusqu'à ce que, malade et médecin découragés renoncent à un traitement d'ordinaire si efficace, mais qui dans le cas présent est reconnu absolument impuissant.

Heureusement il n'en est pas toujours ainsi et nous allons voir qu'à part ces névralgies par *lésion extrinsèque*, toutes les autres sont améliorées et très-souvent guéries par une médication qui variera suivant la nature de la névralgie, suivant l'état constitutionnel auquel elle est liée.

Les névralgies dites *essentielles*, et nous nous sommes expliqué tout à fait au commencement de ce travail sur la signification à donner à ce mot, sont souvent des névralgies *à frigore*. Quand les malades qui en sont atteints viennent se faire traiter par ce moyen que l'on a qualifié d'*extraordinaire*, ils ont déjà eu plusieurs attaques légères au début, et rapidement guéries par les moyens *ordinaires*; c'est le fait de cette répétition des crises névralgiques qui finit par donner à la maladie une ténacité contre laquelle on vient nous demander de lutter. Dans ces cas le traitement est des plus simples, à moins que la maladie ne soit très-ancienne. Toutes les méthodes comptent des succès, aussi bien celle d'Hiffelsheim que celle de Duchenne; et nous croyons que tous les médecins, qui ont à leur disposition un appareil électrique quelconque (la plupart en ont maintenant), se trouveraient bien de les employer suivant l'un des procédés que nous avons décrits. Avec un peu de persévérance ils arriveraient à guérir des névralgies ayant résisté à beaucoup d'autres traitements. Je dirai de l'hydrothérapie, ce que je viens de dire de l'électricité; chaque procédé a réussi un certain nombre de fois, et celui auquel nous donnons la préférence, à moins de contre-indications spéciales, est l'étuve sèche suivie de la douche froide. La douche écossaise réussit aussi très-bien. Il est très-rare que l'on soit obligé d'associer l'électricité à l'hydrothérapie, pour obtenir la guérison de ces névralgies *essentielles.* Ici il n'y a donc pas indication formelle d'instituer un traitement électro-hydrothérapique, à moins, je le repète, que la maladie ne soit très-ancienne, auquel cas on ferait une combinaison analogue à celle que nous avons proposée pour ces névralgies *rebelles* pouvant peut-être tenir à une lésion extrinsèque ou à une névrite. La douche écossaise devra être préférée à la douche alternative.

Les névralgies *secondaires*, symptomatiques d'un état général particulier, qui leur a fait donner le nom de *névralgies constitutionnelles*, sont celles où le traitement mixte par l'électricité et l'hydrothérapie est vraiment indiqué.

L'état général auquel ces névralgies sont liées peut être une maladie du sang, anémie, chlorose, un état nerveux comme l'hystérie, une diathèse comme le rhumatisme, la syphilis (?) etc. Nous allons prendre à part chacun de ces groupes de névralgies, et montrer de quelle façon il faudra modifier le traitement suivant que tel ou tel cas se présentera.

Les névralgies liées à la chlorose sont très-fréquentes et parfois très-tenaces. Elles passent facilement d'une région à une autre, elles existent un jour. disparaissent le lendemain, pour revenir peu de temps après. Cette mobilité de la névralgie fait que d'ordinaire le rôle du médecin consiste à calmer la crise chaque fois qu'elle apparaît, et à modifier dans l'intervalle, l'état général de son sujet. Pour calmer la crise, un des bons moyens à employer, surtout s'il s'agit de névralgie intercostale, la plus fréquente chez les chlorotiques, un des moyens sera d'électriser par la méthode révulsive de Duchenne. Dans le cas de sensibilité excessive on préférera le courant continu descendant. Si le calme ne survient pas par l'un ou l'autre de ces moyens, on administrera la douche écossaise. Une fois la crise névralgique calmée, on insistera sur la douche froide *excitante*, (en pluie pendant 5 ou 10 secondes, en jet brisé pendant une demi-minute, promené sur tout le corps). Cette douche qui a pour but d'exciter toutes les fonctions organiques, est un des plus puissants moyens pour combattre l'anémie et la chlorose. C'est seulement en combattant l'état général que nous pouvons empêcher la névralgie de reparaître, et c'est pourquoi dans le cas actuel l'hydrothérapie joue le rôle principal, l'électricité ne devant lui être adjointe que comme un des agents les plus commodes et les plus efficaces pour calmer la crise névralgique. Inutile de dire que chez ces malades il ne faudra pas employer l'étuve sèche; et encore moins le bain de vapeur.

Les névralgies de ces sujets qui présentent une surexcitation générale du système nerveux à laquelle on a donné le nom de névropathie, les névralgies des hypochondriaques, des hystériques, seront traitées de la façon suivante : dans le cas de crise névralgique aiguë (ces crises très-aiguës n'existent pas ordinairement), on calmera par un des moyens déjà indiqués plus haut; mais on s'appesantira davantage sur les procédés électro-hydrothérapiques propres à calmer la surexcitabilité nerveuse. Le matin, par exemple, on donnera une douche froide *non percutante* comme la douche en nappe, que l'on promènera le long de la colonne vertébrale, on pourra employer aussi la douche tiède, l'immersion dans la piscine, etc.; le soir on appliquera le long de la colonne vertébrale un courant descendant faible et on terminera chaque séance en plaçant pendant quelques minutes le rhéophore *positif* sur les points douloureux indiqués par le malade. — Dans ces cas il faut un traitement très-long pour arriver à une guérison définitive. Voici en effet ce qui arrive d'ordinaire pour les hystériques. Un traitement de deux ou trois mois institué comme nous venons de le dire produit presque toujours une atténuation telle que les malades se croient guéries; cette atténuation peut durer deux ans, après quoi les phénomènes nerveux reparaissent. Si on perd de vue ces malades on croit à une guérison définitive, ce qui est malheureusement assez rare. Aussi serons-nous moins affirmatif que Becquerel, qui dans ses leçons sur l'hydrothérapie faites à la Pitié disait : « je puis dire avec assurance que toutes les fois qu'on a voulu se soumettre d'une manière suivie et rationnelle à cette médication, l'hystérie a guéri. » Nous ne nions pas la possibilité de la guérison, mais nous la croyons moins fréquente que la plupart des hydropathes ne se l'imaginent. En tous les cas pour l'obtenir, il faut y consacrer un traitement électro-hydrothérapique fort long, plusieurs saisons de trois à quatre mois chacune.

Les névralgies des *rhumatisants* et parmi elles la sciatique en particulier, sont aussi très-rebelles; on insistera beaucoup sur l'étuve sèche, les bains de vapeur, la douche écossaise, et les applications du courant continu, on pourra dans ces cas esssayer la méthode hyposthénisante de Becquerel, si l'on voulait employer les courants induits. Beni-Barde conseille de faire boire aux malades beaucoup d'eau froide.

Les névralgies sont souvent franchement intermittentes, soit qu'elles se trouvent être sous la dépendance de la cachexie palustre, soit pour une autre cause que nous ignorons encore. Dans ces cas le sulfate de quinine réussit parfois, mais souvent il échoue et quoiqu'il en soit il ne faudra pas négliger, si on soumettait les malades au traitement électro-hydrothérapique, d'administrer dès le début la douche antipériodique, d'après les préceptes de Fleury. Ces préceptes je les rappelle ici : « 1° *les douches froides antipériodiques doivent être administrées un quart d'heure avant le moment présumé de l'invasion de l'accès qu'il s'agit de prévenir*; 2° *la douche antipériodique doit être générale, en pluie et en jet, très-énergique, et d'une durée de 15 à 20 secondes, c'est-à-dire qu'elle doit être très-excitante.* » Pendant la crise névralgique on se trouvera bien d'employer tantôt l'étuve sèche suivie d'une application froide, tantôt la douche écossaise, tantôt le courant continu.

Les femmes atteintes d'affections utérines, ont très-souvent des névralgies, qui ne disparaissent qu'après la guérison de la maladie de matrice. Ce ne sont pas toujours des névralgies lombo-abdominales, on observe fréquemment la névralgie intercostale, surtout du côté gauche. Il y a une quinzaine d'années, mon père eut l'occasion de soigner une femme qui venait le consulter pour une douleur névralgique du bras et de l'épaule gauche; il lui donnait ses soins depuis près d'un mois sans avoir obtenu une grande amélioration, quand cette malade eut par hasard l'idée de lui dire qu'elle souffrait au moment de ses époques. En l'interrogeant avec plus de soin il apprend qu'elle avait un peu de leucorrhée, et il songe à examiner le organes génitaux. Il trouve sur le col une petite ulcération, il la cautérise à la teinture d'iode, le surlendemain la douleur névralgique avait disparu. Au bout de dix jours la douleur reparaît, nouvelle cautérisation, nouvelle disparition de la névralgie, enfin quelque temps après la malade partit complètement guérie de sa métrite et jamais depuis elle n'éprouva les symptômes de sa névralgie cervico-brachiale. J'ai cité ce fait pour montrer de nouveau combien la cause de la névralgie est importante à connaître au point de vue du traitement; car cette malade eut guéri bien plus vite si dès le début on avait pu supposer que sa névralgie fût liée à une affection utérine. Bref, pour les névralgies de cette espèce, nous pensons qu'il faut tout d'abord soigner la maladie utérine par un traitement approprié, or un des meilleurs adjuvants de ce traitement est l'hydrothérapie. On obtient de si beaux résultats que nous avions tout d'abord songé à prendre pour sujet de notre thèse inaugurale : le *traitement des maladies des femmes par l'hydrothérapie.* Nous réservons ce travail pour plus tard, à une époque où à l'expérience de tous les hydropathes nous pourrons joindre la nôtre ; ce qui nous permettra de donner avec plus de précision les règles à suivre pour ce traitement.

DEUXIÈME PARTIE

Traitement électro-hydrothérapique de quelques névralgies en particulier.

Nous venons d'exposer les règles et les indications du traitement par l'électricité et l'hydrothérapie, des névralgies envisagées sous un point de vue général. Nous voulons compléter ce travail en indiquant pour chaque névralgie le mode d'application de ces agents, et en donnant un aperçu des résultats que l'on peut obtenir par ce traitement. Nous regrettons que le temps nous ait manqué pour comparer ces résultats à ceux que donnent les autres méthodes, nous aurions pu, en recherchant toutes les observations publiées jusqu'à ce jour, établir une statistique qui n'aurait pas été sans intérêt. Mais qu'il nous suffise, pour bien montrer la valeur de ce traitement, de faire observer qu'on n'y a recours qu'après avoir vu échouer tous les autres. S'il réussit, dans ces conditions, que n'eût-il pas fait, employé dès le début !

En parlant de chaque névralgie nous ne reviendrons pas sur la cause qui a pu l'engendrer, par conséquent nous ne dirons pas de nouveau les indications si importantes qui doivent faire préférer tel procédé à tel autre. Aussi quel que soit le siége de la névralgie dont son malade est atteint, le médecin devra tout d'abord se rappeler les indications générales que nous avons établies dans notre dernier article ; choisir d'après ces indications le *procédé* le plus convenable et l'appliquer suivant les règles que nous allons fixer pour chaque névralgie en particulier.

ART. I. — NÉVRALGIE DU TRIJUMEAU OU TIC DOULOUREUX DE LA FACE.

Cette névralgie est incontestablement la plus douloureuse et la plus rebelle de toutes celles que nous ayons à soigner. « Elle fait le désespoir des malades et le découragement des médecins. » Trousseau la considérait comme incurable et selon lui le seul moyen capable d'enrayer *temporairement* les accès, était l'opium à doses énormes, à doses telles qu'une de ses malades en acheta pour *douze cents francs* dans une année. Comme son état de fortune ne lui permettait pas de faire face à de semblables dépenses, Trousseau lui fit céder à prix réduits deux livres d'opium brut dont elle prenait de cinq à vingt bols d'un gramme par jour (1). Tout cela pour obtenir un soulagement momentané !

Nous allons voir combien sont plus avantageux les résultats fournis par la méthode que nous préconisons.

§ I. — *Traitement électro-hydrothérapique de la névralgie trifaciale.* — 1° Pour les cas *aigus* et *récents*, chaque procédé électrique et chaque procédé hydrothérapique compte un certain nombre de guérisons. (Voyez les observations : 5, 7, 12, 15, 20, 25, 27 à 29). Celui qui de tous paraît avoir donné les plus brillants résultats, celui par conséquent que nous préconisons plus spécialement est l'étuve sèche suivie d'une douche froide en pluie et en jet.

(1) Trousseau. Clinique de l'Hôtel-Dieu, p. 158.

On peut expérimenter les autres d'après les règles que nous établirons pour chaque névralgie.

2° Pour les cas *chroniques* il n'en est plus ainsi ; seules : *l'hydrothérapie et l'électricité à courant continu ont amené des guérisons paraissant avoir été définitives*. Les guérisons obtenues par ces deux moyens *isolés* sont très-remarquables, mais cependant elles le sont moins que celle que nous avons obtenue dans l'unique cas où il nous a été donné d'employer concurremment l'électricité et l'hydrothérapie. (Voyez les observations : 9, 10 et 11 pour l'hydrothérapie employée seule ; voyez les observations groupées sous le titre obs. n° 13, les observations 16 et 21 ; comparez ces résultats à celui de l'observation 30.

Pour tous les cas *chroniques* de tic douloureux voici quel est le traitement que nous proposons : Deux séances par jour ; une d'électricité, l'autre d'hydrothérapie. (Dans tous ces cas chroniques on électrisera avec le courant continu.) « On placera le pôle positif (tampon assez étroit) sur le trou sous-orbitaire, et le pôle négatif (tampon ordinaire) sur le ganglion cervical supérieur. Faire passer sans la moindre interruption un courant de douze éléments pendant 7 à 10 minutes (1). » Pour la séance d'hydrothérapie on choisira le procédé le mieux approprié à la nature présumée de la névralgie (Voir l'article précédent). Presque toujours c'est l'étuve sèche suivie d'une longue douche froide en pluie, (2 minutes) qui conviendra le mieux. — C'est à cette combinaison que nous devons la guérison relatée dans l'observation n° 30.

§ II. — *Résumé des principales observations de névralgie trifaciale ayant été traitée par les divers procédés électro-*

(1) Onimus. Traité d'électricité. Paris, 1872, p. 308.

hydrothérapiques. — Nous publions sous ce titre un résumé succinct de plusieurs observations prises dans des ouvrages et des journaux que nous indiquons, et où on pourra les lire avec tous les détails. La plupart de ces ouvrages : Fleury, Duchenne (de Boulogne), Onimus, étant devenus à peu près classiques, c'est pour cela que nous nous sommes dispensés de recopier textuellement les observations qu'on y pourra retrouver.

A. *Emploi de l'hydrothérapie dans la névralgie trifaciale.*

1° *Aquapuncture.* — Nous avons dit, dans la première partie de ce travail, ce que nous pensions de ce procédé. Nous allons voir d'après l'observation ci-dessous que pour la névralgie trifaciale ce traitement donne raison à nos conclusions.

Observation I. — Il s'agit d'une femme de 45 ans rentrée à la Pitié dans le service de M. Gallard le 21 janvier 1865. De cette date au 7 février, tous les moyens employés pour la calmer échouent; mais du 7 au 21 février on applique chaque jour, le long du nerf, la douche filiforme avec laquelle on fait de nombreuses piqûres. Amélioration assez grande pour que la malade puisse remplir dans les salles les fonctions d'infirmière-veilleuse. L'observation se termine par ces mots : « La névralgie reparait; « M. Gallard se propose d'expérimenter de nouveau les douches « filiformes » (1).

Nous avons eu l'honneur d'être pendant un an l'externe de M. Gallard ; nous avons observé avec lui bon nombre de névralgies rebelles, jamais nous ne lui avons entendu proposer l'aquapuncture.

(1) Gazette des hôpitaux, 1865.

2° *Emploi du calorique uni à l'action du froid.* — Dans presque toutes les observations que nous allons résumer, c'est à l'étuve suivie de la douche froide qu'on a eu recours. Celles que nous publions du n° 2 au n° 6 ont été recueillies à l'établissement hydrothérapique de Longchamps (Bordeaux) et publiées par le Dr Delmas dans ses cliniques hydrothérapiques. Lui aussi adopte l'étuve et voici ce qu'il écrit à ce sujet : « C'est dans plusieurs de ces cas (névralgies trifaciales) que l'étuve nous a rendu d'éminents services ; l'amélioration avait lieu pendant l'administration même de l'étuve ; et à plusieurs reprises nous avons vu les malades arriver éprouvant des douleurs violentes, les voir disparaître à mesure que la température de l'étuve s'élevait. »

Obs. II. — Mme D..., 60 ans, atteinte d'une névralgie ayant quinze ans de date. Pendant les cinq premières années, intervalles de repos entre les crises de deux à trois mois; depuis dix ans, intervalles de sept à huit jours; du mois d'avril au mois d'octobre 1859, elle n'a cessé de souffrir d'une manière *continue nuit et jour*. En *cinq semaines* on arrive à une amélioration considérable par le traitement suivant : étuve sèche deux fois par jour, bain de siége d'une durée de quinze minutes, répété quatre fois en vingt-quatre heures, douches en pluie et en jet administrées après chaque étuve. L'amélioration est telle que la malade peut manger avec sa fourchette, ce qu'elle n'a pas fait depuis dix ans. La malade, prise du mal du pays (elle habitait Condom), part le 2 décembre, un peu trop tôt sans doute, car le 4 mars de l'année suivante les douleurs reparaissent aussi fortes qua par le passé (1).

Dans le deuxième semestre de l'année 1861, le Dr Delmas a l'occasion de soigner trois cas de névralgie faciale. Un

(1) Clinique de Longchamps pour l'année 1860 (2e semestre.)

d'eux (obs n° 5) est récent ; il le guérit facilement ; les deux autres sont anciens, par suite plus rebelles ; il aurait sans doute fallu adjoindre au traitement par l'hydrothérapie l'emploi du courant continu pour obtenir le résultat désiré.

Obs. III. — Névralgie trifaciale datant de dix ans, sudation dans l'étuve sèche à 70°, suivie de douches en pluie fine froides. Grande amélioration après un traitement de *sept semaines.*

Obs. IV. — Névralgie trifaciale consécutive à une affection utérine chez une femme de 34 ans *très-nerveuse.* L'affection remonte à un an seulement La femme est en outre chloro-anémique, le traitement est à la fois essentiellement *tonique* et *calmant.* (1° Douche en pluie fine prolongée et froide, deux minutes ; 2° douche en jet très-percussive promenée sur tout le corps pendant le même laps de temps.) Après un mois, la névralgie avait disparu ; mais la malade se croyant guérie suspend son traitement et la maladie reparaît peu de temps après.

Obs. V. — Jeune fille de 12 ans qui est prise, après une fièvre scarlatine, d'un rhumatisme articulaire aigu généralisé. Pendant le cours du rhumatisme et après sa disparition, névralgie trifaciale qu'on ne parvint *pas à calmer par les moyens usuels* employés pendant six semnaines. Guérison en sept jours par l'hydrothérapie.

Obs. VI. — Sous ce titre nous publions simplement les résultats obtenus par le Dr Delmas chez les malades qu'il a soignés pendant l'année 1862 pour des névralgies trifaciales.

10 cas traités ; 8 guérisons, 2 améliorations.

Il ne donne pas les observations des cas guéris, il est à croire qu'il s'agissait de cas *aigus et récents.*

Obs. VII. — Homme de 23 ans, névralgie à frigore aiguë remontant à quelques jours. Guérison en deux séances. (Etuve sèche rapidement portée à 60°, la malade y reste vingt minutes puis passe à la douche en pluie générale pendant deux minutes) (1).

(1) Fleury. Traité d'hydrothéraipe. Paris, 1866, page 555.

Obs. VIII. — Homme de 28 ans, qui avait eu cinq ans auparavant une crise trifaciale guérie par les pilules de Méglin. Les douleurs revinrent le 19 avril 1847; jusqu'au 24 avril, on emploie tous les moyens usuels, rien n'y fait. Guérison en trois séances par l'hydrothérapie (1).

Ces deux observations sont des cas de névralgies récentes ; aussi les résultats obtenus sont très-beaux ; nous allons voir maintenant ce que peut donner l'hydrothérapie employée *seule* pour combattre les névralgies *anciennes* et *rebelles*.

Obs. IX. — Mme B.... 55 ans, tempérament nerveux, est atteinte d'une névralgie remontant à huit ans et soignée par Andral et Marjolin, « *qui épuisent sur elle tout l'arsenal thérapeutique*. Les pilules de Méglin, le valérianate de zinc, l'iodure et le cyanure de potassium, le sulfate de quinine, les eaux minérales des Pyrénées, d'Ems, de Wiesbaden, l'acupuncture, les ventouses sèches placées au nombre de 12 à 60 sur la colonne vertébrale, une foule d'autres modifications restent inefficaces ou n'amènent qu'un soulagement de courte durée. » Traitement commencé le 31 mai 1848, terminé le 26 octobre de la même année (4 mois) par une guérison qui doit être *définitive*, car, dit Fleury : « au 15 janvier 1850 la guérison ne s'est pas démentie un instant » (2).

Fleury cite encore deux autres observations de guérison non moins remarquable, je donne les titres et j'y renvoie le lecteur. Il y trouvera une foule de détails très-intéressants décrits avec la verve et l'esprit, dont toujours notre illustre maître savait parer le moindre de ses travaux.

Obs. X. — « Névralgie faciale d'une violence extrême, — si

(1) Fleury. Traité d'hydrothérapie. Paris, 1866, page 558.
(2) Fleury. Traité d'hydrothérapie, p. 563.

années de durée. — Résistance à tous les moyens usuels. Guérison obtenue en *trois mois* par l'hydrothérapie » (1).

Obs. XI. — « Névralgie faciale rebelle. Inefficacité de plusieurs médications et d'un traitement hydrothérapique incomplet. Hydrothérapie méthodique. Succès remarquable. »

Obs. XII. — Homme de 50 ans. Névralgie faciale *à frigore* récente soignée d'abord sans succès à l'aide des moyens ordinaires par le Dr Pinaut de Versailles. Taitement hydrothérapique ; amélioration sensible au bout de huit jours; guérison *définitive* après quinze jours de traitement (2).

B. *Emploi de l'électricité pour le traitement de la névralgie trifaciale.*

1° Courants continus. — Nous l'avons vu, il y a deux méthodes, celle des courants continus ordinaires avec des éléments à large surface, dont on fait de temps en temps des applications ; et celle vantée par Hiffelsheim, dite méthode des *courants permanents*.

Courants continus ordinaires. — Ils seront appliqués comme nous l'avons décrit au commencement de cet article au paragraphe : *traitement par l'électro hydrothérapie* des névralgies trifaciales. On obtient par ce moyen des résultats remarquables et je ne saurais mieux faire, pour en donner un aperçu, que de citer textuellement ce que dit Onimus à ce sujet :

Obs. XIII. — « Nous avons eu occasion de traiter deux cas de tic douloureux avec succès.

« Niemeyer cite deux cas de tic douloureux dont l'un remontait à *trente ans*, et dont l'autre avait été successivement traité sans résultat par onze opérations parmi lesquelles plusieurs très-graves,

(1) Fleury. Traité d'hydrothérapie, p. 565.
(2) Beni-Barde. Traité d'hydrothérapie, p. 664.

telles que la ligature de la carotide, la résection du maxillaire supérieur, etc. qui ont été guéris *complètement* entre ses mains par l'emploi du courant constant.

« Benedikt rapporte également cinq cas de tic douloureux guéris par lui au moyen des courants continus.

« M. Dally nous a communiqué une observation de tic douloureux datant de treize ans et qu'il a guéri par des courants continus après que tous les genres de traitement avaient été essayés sans résultat » (1).

Méthode de Hiffelsheim. — Nous nous bornerons à relater quelques faits, ayant dit précédemment ce que nous pensions de cette méthode. Indiquons cependant la façon dont on doit appliquer le courant par le cas particulier de névralgie trifaciale.

Une chaîne composée d'une vingtaine d'éléments pourra être mise simplement en *mentonnière* autour de la tête, en ayant soin de placer l'extrémité positive du côté du nerf malade. On pourra aussi, plaçant la chaîne en mentonnière, réunir ces extrémités à deux petites éponges humides et placées une dans chaque oreille. — On laissera la chaîne en place pendant au moins vingt-quatre heures ; et même plus dans les cas rebelles.

Obs. XIV. — Il s'agit d'une femme âgée de 28 ans atteinte depuis douze ans d'une névralgie trifaciale consécutive à des troubles hystériformes. Insuccès de plusieurs médications. Application d'une chaîne de 30 éléments autour de la tête, *puis le long de l'épine dorsale.* Guérison en trois mois après plusieurs périodes d'aggravation successives.

Cette observation est relatée tout au long dans un journal belge ; les *Annales de l'électricité Médicale t. I*, *p.* 280.

(1) Onimus et Legros. Electricité médicale. Paris, 1872, p. 308.

Obs. XV. — Femme de 22 ans, atteinte d'une névralgie faciale à la suite d'une fièvre typhoïde. Traitement par la chaîne électrique à l'hôpital de la Charité à Paris. Guérison en dix jours.

Obs. XVI. — Homme de 27 ans, ateint d'une névralgie faciale remontant à quatre années. Insuccès de plusieurs médications, *insuccès de trois semaines d'électrisation au courant induit selon la méthode révulsive et la méthode hyposthénisante qui calment les douleurs pour trois jours seulement.* Le malade entre à la Charité, salle Saint-Michel no 32, le 19 avril 1857. Le 1er mai, début du traitement avec une pile à chaîne appliquée tantôt en bandeau sur le front, tantôt en mentonnière. Après des améliorations successives et supérieures à toutes celles obtenues à l'aide des autres moyens; rechute, le malade quitte l'hôpital le 15 septembre amélioré mais non guéri (1).

2° Courants induits. — Ils sont appliqués suivant deux méthodes ; la méthode *révulsive* et la méthode *hyposthénisante.*

A. *Méthode révulsive. — Procédé opératoire.* — Dans les cas de névralgie faciale on électrisera de la façon suivante : Un cylindre métallique sera maintenu fixe au niveau du point correspondant à peu près au trou stylo-mastoïdien; ce cylindre sera mis, en communication avec le pôle négatif de l'appareil. En même temps à l'aide d'une brosse métallique ou d'un balai électrique, on fustigera la peau *loco dolenti*, la brosse ou le balai étant reliés au pôle positif de l'appareil.

Ce procédé est très-douloureux surtout quand on l'applique à la face. Nous n'avons pas trouvé qu'il eût suffi à guérir un seul cas de névralgie *trifaciale ancienne et rebelle*; mais il en a soulagé un grand nombre, et en a guéri beau-

(1) Annales d'électricité médicale.

coup qui remontaient à une date peu éloignée. — Les observations que nous allons publier justifient pleinement nos assertions.

Obs. XVII. — Homme de 50 ans dont la névralgie remonte à trois ans. Persistance et même aggravation de la maladie après avoir fait arracher huit dents. *Guérison* (??) en quinze jours par dix électrisations suivant la méthode révulsive.

Ce malade n'a pas été tenu en observation assez longtemps après son traitement pour qu'on puisse venir affirmer la guérison. Elle n'a pas dû avoir lieu, ce serait trop beau !! ce doit être impossible quand on compare ces résultats avec ceux obtenus par Duchenne de Boulogne et que nous publions plus loin.

Obs. XVIII. — Homme de 28 ans, malade depuis six ans. Il consulte toutes les célébrités médicales belges, passe deux mois dans un hôpital de Paris et n'obtient qu'une amélioration passagère. *Guérison en deux mois et demi* par le courant induit.

Nous faisons pour cette observation les mêmes réserves que pour la précédente.

Obs. XIX. — Femme de 29 ans. Première atteinte d'une névralgie trifaciele très-aiguë guérie en quatre séances.

Obs. XX. — Femme de 31 ans, guérie en trois séances d'une névralgie ayant les mêmes caractères que la précédente.

Ces quatre faits ont été publiés par le Dr Bosteels, chirurgien de l'hôpital de Ninove (1).

Duchenne de Boulogne, dans son *Traité de l'électrisation localisée*, rapporte qu'il a eu plusieurs fois l'occasion

(1) Annales d'électricité médicale, t. I, p. 101 et suivantes.

de traiter par sa méthode des névralgies trifaciales. — Sur trois cas qu'il a plus spécialement observés : deux ont été *heureusement modifiés ;* pour l'autre ; *résultat nul.*

Voici le résumé des deux intéressantes observations qu'il publie.

Obs. XXI. — « Névralgie faciale du côté gauche depuis deux ans. Les crises primitivement supportables ont augmenté d'intensité progressivement, *sans que rien ait pu les calmer.* La faradisation pratiquée *loco dolenti* avec une grande énergie pendant une minute et à trois reprises, a modifié immédiatement la névralgie. Les séances faites de deux jours l'un ont produit une amélioration progressive et après une dizaine d'excitations les crises ont entièrement disparu. Cette guérison s'est maintenue pendant trois mois après lesquels les crises ont reparu bien moins fortes et provoquées seulement par le manger. Une nouvelle cure d'une douzaine de séances en a débarrassé de nouveau le malade. Je n'oserais affirmer que cette guérison est définitive. » (1).

Obs. XXII. — Femme qui, à la suite de l'avulsion d'une dent fut prise de névralgie faciale remontant à quelques années. Les traitements les plus énergiques sont employés avec persévérance sur les indications de Trousseau et autres notabilités scientifiques. La malade est adressée à Duchenne (de Boulogne) en désespoir de cause. « L'excitation électro-cutanée appliquée à doses moyennes et parfaitement localisée dans la peau, avait modifié déjà cette névralgie en quelques séances, elle en a débarrassé la malade à plusieurs reprises, une fois pendant deux ans; de temps à autre et à des intervalles très-éloignés la névralgie revient, mais infiniment moins intense que jadis, et chaque fois quelques séances suffisent pour la faire disparaitre. » (2).

(1) Duchenne (de Boulogne). Traité d'électrisation. Paris, 1872, p. 804.

(2) Duchenne (de Boulogne). Traité d'électrisation. Paris, 1872 p. 806.

Obs. XXIII. — Homme de 28 ans, dont la névralgie faciale remonte à six ans. Il passe deux mois dans un hôpital de Paris, où il n'obtient aucun soulagement. Fustigation électrique qui, dès la première séance procure une grande amélioration. Guérison *probable* en deux mois de traitement (1).

Becquerel, qui dans deux cas de névralgie faciale eut l'occasion d'appliquer la méthode révulsive, dit à ce propos : « Dans l'un il y eut une amélioration momentanée ; dans « l'autre les douleurs semblèrent s'exaspérer sous l'influence du traitement. »

B. *Méthode hyposthénisante. — Procédé opératoire.* — Placer le rhéophore positif au niveau du trou stylo-mastoïdien ; appliquer le rhéophore négatif successivement au niveau des points suivants : trou mentonier, trous sus et sous-orbitaire, fosse canine. Laisser pendant près de deux minutes ce rhéophore négatif sur chacun de ces points. — Becquerel, inventeur de la méthode, faisait électriser un peu différemment (voyez l'observation n° 25)

Cette méthode est plus puissante que la méthode révulsive ; aussi s'explique-t-on qu'entre les mains de Becquerel un cas, remontant à quelques mois et contre lequel beaucoup d'autres moyens avaient échoué, ait été guéri (obs. 25). Pour une névralgie plus ancienne elle n'aurait pas suffi : L'application à la face de la méthode hyposthénisante est au moins aussi douloureuse que celle de la méthode révulsive, et c'est pourquoi nous préférons de beaucoup l'emploi *du courant continu* pour toutes les névralgies faciales.

Obs. XXIV. — Homme de 55 ans, soigné à la Pitié par la méthode hyposthénisante pour une névralgie ancienne. Aucune amélioration après un mois de traitement.

(1) Van Holsbeck. Compendium d'électrisation. Bruxelles, 1863, p. 324.

Obs. XXV. — Femme de 19 ans prise à la fin du mois d'août 1856 d'une névralgie faciale aigue, *franchement intermittente.* Le sulfate de quinine, les pilules de Méglin n'y font rien, ils sont employés jusqu'au 30 octobre. A cette époque on commença l'emploi de l'électricité appliquée par Becquerel lui-même d'après sa méthode. Guérison par une vingtaine de séances. Les deux réophores sont placés entre les deux régions temporales pendant une première moitié de la séance, et entre les deux nerfs sus-orbitaires pendant la seconde moitié (1).

Obs. XXVI. — Homme de 25 ans, névralgie datant de deux ans. Guérison en onze séances par la méthode hyposthénisante.

Obs. XXVII. — Femme de 29 ans. Névralgie trifaciale aiguë récente. Guérison en quatre séances.

Obs. XXVIII. — Femme de 31 ans, névropathe, névralgie trifaciale récente très-intense. Guérison en trois séances de 10 minutes par la méthode hyposthénisante (2).

Obs. XXIX. — M. Cazenave, rue de l'Université n° 4, est atteint pour la première fois d'une névralgie faciale *à frigore.* Guérison en sept jours par l'application d'un courant induit très-faible. Le pôle positif est placé près de l'oreille au point d'émergence du nerf temporal superficiel, le négatif de sept en sept minutes est promené sur les parties du front, de la tempe, de la région malaire, où les douleurs se faisaient sentir (3).

C. *Emploi simultané de l'électricité et de l'hydrothérapie.* — Nous n'avons eu qu'une seule fois l'occasion de soigner la névralgie faciale par cette méthode, mais le fait nous a paru assez remarquable pour que nous le publiions avec quelques détails.

(1) Becquerel. Traité d'électricité. Paris. 1857, p. 270.
(2) Van Holsbeck. Compendium d'électricité, p. 326.
(3) Bulletin de thérapeutique. Année 1866. Fait relaté par le Dr Paul Petit, ex-interne des hôpitaux de Paris.

Obs. XXX. — M. G... de Jonzac (Charente-Inférieure) est un homme âgé de 50 ans, dont la mère, morte depuis quelques années avait eu pendant longtemps une névralgie faciale.

Le 5 janvier 1873, il fut pris tout à coup, sans cause appréciable d'une douleur excessivement violente mais de peu de durée (une minute à peine), douleur partant des dents et s'irradiant dans toute la joue du côté gauche jusqu'à l'oreille. Le lendemain la douleur reparut à plusieurs reprises dans la journée; elle devient plus violente que la veille et se fit sentir jusqu'aux sourcils dans une partie du front. Les jours suivants d'autres crises semblables se montrèrent sous l'influence de la moindre cause de la mastication, du contact du doigt, de la parole, etc. Le malade est alors soigné par divers médecins, on lui fait suivre une foule de médications, qui toutes restent sans succès. Les vésicatoires, les pilules de Méglin, le valérianate et le sulfate de quinine, les injections sous-cutanées de chlorhydrate de morphine, etc., tout enfin ce que l'on peut prescrire en pareil cas est mis en usage, mais le malade allait de mal en pire, il en était réduit à ne pas oser ouvrir la bouche de peur de provoquer une crise.

C'est alors le 23 août 1874, qu'il eut l'idée de venir se faire soigner à l'établissement hydrothérapique de Saujon.

Les crises qu'il avait à cette époque étaient de courte durée (20 secondes environ) *mais elles revenaient à chaque instant*; elles étaient tellement violentes qu'elles arrachaient des cris et des larmes à cet homme habitué cependant à souffrir. « Si chaque crise durait un peu plus longtemps, disait-il, je crois que je deviendrais fou, il me semble qu'un éclair traverse ma figure et la moitié gauche de ma tête, en disloquant tout sur son passage. »

Dès le lendemain 24 août le malade fut soumis au traitement hydrothérapique. Il reçut une douche suivie d'une affusion froide générale, qu'il supporta très-bien mais qui ne modifia en rien sa névralgie.

C'est le 27 seulement que conformément au précepte de Fleury, mon père ordonna la sudation dans l'étuve sèche suivie d'une douche froide générale d'une minute. Cette médication fut continuée jusqu'au 30; le malade restait à peu près toujours dans le même état. Alors on adjoignit l'emploi du courant continu à la médication hydrothérapique. En conséquence :

Le 31 août M. G... eut le matin la séance hydrothérapique comme précédemment et le soir on fit passer pendant sept minutes un courant de douze éléments Trouvé : le *pôle positif* étant placé au niveau du trou sous-orbitaire et le pôle *négatif* sur le point correspondant au ganglion cervical supérieur.

Contrairement à notre attente, la nuit fut plus mauvaise que de coutume, les crises furent plus fréquentes et plus violentes.

Le lendemain 1er septembre, malgré les refus réitérés du malade qui craignait une nouvelle excitation, due, pensait-il à l'électrisation, un traitement semblable à celui de la veille fut suivi ; et cette fois la nuit fut bonne.

Une véritable amélioration commence à se faire sentir dans la nuit du 3 ou 4 septembre ; car depuis la dernière séance qui avait eu lieu le 3 septembre à quatre heures jusqu'au lendemain matin à dix heures, M. G... eut *une seule crise* (il en avait d'ordinaire des centaines). « Jamais, nous dit-il, avec des larmes de joie dans les yeux, jamais depuis le début de ma maladie je n'ai joui d'un calme aussi prolongé. »

Jusqu'au 7 septembre même médication, une ou deux fois on modifie la position des pôles en plaçant le *positif* vis à vis et au-devant de l'oreille à l'émergence de la branche auriculo-temporale, le *négatif* sur le ganglion cervical supérieur.

A cette date 7 septembre, le malade n'a pas eu de crises depuis le 4. Il désire aller passer quelques jours chez lui, ce qui lui est accordé, là il se livre à ses occupations ordinaires, *va à la chasse*, parle beaucoup, cherche même le moyen de provoquer la douleur, pour voir s'il est véritablement guéri, il ne peut y réussir.

Il revient le 18 septembre n'ayant pas eu de nouvelles crises névralgiques. Il reste encore quelques jours pour consolider sa guérison, et il repart définitivement le 22 septembre. Il était guéri radicalement ; car à l'époque où j'écris ces lignes (juillet 1878) il n'y a pas encore eu de récidives.

Voilà l'exemple d'un cas rebelle de névralgie faciale ancienne (vingt mois) qui a été guérie en treize jours

(24 août au 7 septembre) par l'électro-hydrothérapie. Ce succès est d'autant plus beau que la maladie paraît avoir été héréditaire. Si nous comparons ce résultat à ceux obtenus par l'hydrothérapie seule dans des conditions de chronicité analogues, nous voyons que pour l'un (obs. n° 9) il a fallu quatre mois de traitement, pour l'autre (obs. n° 10) trois mois, afin d'arriver à une guérison semblable à celle que nous avons obtenue en treize jours par l'électricité méthodiquement combinée à l'hydrothérapie.

Nous nous sommes appesanti un peu *longuement* sur la névralgie faciale, parce qu'elle est plus rebelle qu'aucune autre, et qu'après être parvenu à démontrer l'*efficacité* de l'électro-hydrothérapie dans ce cas, on ne peut point nous la contester pour les autres névralgies qui sont moins douloureuses, moins tenaces.

ART. II. — NÉVRALGIE CERVICO-OCCIPITALE ET CERVICO-BRACHIALE.

Ces deux névralgies sont rares. Elles ont pour siége, l'une les rameaux sensibles des quatre premiers nerfs cervicaux, l'autre les branches sensitives des quatre derniers nerfs cervicaux et du premier dorsal (plexus brachial) (1). Pour appliquer l'électricité avec méthode, il est important de bien connaître la direction de ces branches nerveuses.

§ I. *Traitement de ces névralgies.* — Le procédé hydrothérapique variera d'après la cause de la névralgie. D'ordinaire quelques séances d'étuve sèche suivies de la douche froide locale et générale suffisent par amener la guérison.

Le traitement par l'électricité se fera :

(1) Jaccoud. Pathologie interne. Paris. 1872, t. I, p. 470.

1° *Par le courant continu* de la façon suivante : *a.* dans la névralgie cervico-occipitale le pôle *positif* sera placé sur la nuque au point correspondant à l'émergence du nerf occipital; le pôle négatif sera placé sur les points douloureux du cou et de la fosse sus-épineuse.

b. Dans les névralgies cervico-brachiale : le pôle positif sera maintenu sur les vertèbres cervicales, et le pôle négatif sera placé successivement (pendant quelques minutes pour chaque point) dans le creux axillaire, le long du bras suivant le trajet du nerf le plus spécialement atteint, au niveau de l'épitrochlée si le nerf cubital est malade, à l'avant-bras aux points superficiels correspondants aux divers nerfs.

Dans ces deux névralgies on emploiera une vingtaine d'éléments, chaque séance devra durer de quinze à vingt minutes.

La direction du courant est très-importante ainsi que le démontre l'observation n° 33.

2° *Par le courant induit. Méthode révulsive.* On fustigera, à l'aide de rhéophores métalliques, la peau suivant le trajet des nerfs malades, on emploiera de préférence le balai ou la brosse. Comme, pour l'emploi de la méthode révulsive, il faut se servir d'un appareil d'induction puissant, à intermittences très-rapides, on devra veiller à ce que la peau de la région du cou soit bien sèche surtout au niveau dn sterno-cléido-mastoïdien, pour éviter que le courant en traversant les parties superficielles ne vienne exciter ce muscle en provoquant une violente contraction très-douloureuse et souvent dangereuse (1). Pour ces deux névralgies la méthode révulsive est facilement applicable,

(1) Duchenne (de Boulogne.)

elle ne fait pas trop souffrir et elle a donné de bons résultats (voyez les observations n° 34 et 35).

Méthode hyposthénisante — *a. Névralgie cervico-occipitale.* Le tampon ou l'éponge mouillée correspondant au pôle *positif* sera placé à la nuque, le pôle *négatif* sera promené sur le cou au niveau des points douloureux. N'employer à cause de la sensibilité du sterno-mastoïdien qu'un courant de moyenne intensité,

b. Cervico-brachiale. — Pôle *négatif* à la main du côté malade, pôle *positif* promené sur les différents points douloureux de la région brachiale.

Séances de dix minutes environ.

Appréciations. — Les névralgies cervico-occipitales et cervico-brachiales sont rarement assez rebelles pour que l'on soit obligé de combiner ces divers traitements. L'un d'eux, appliqué convenablement, suffit d'ordinaire à amener la guérison, même dans des cas où les moyens usuels avaient échoué (voyez les observations).

§ II. *Résumé de quelques observations de névralgies cervico-occipitale et cervico-brachiale, traitées par les procédés électro-hydrothérapiques.*

Obs. XXXI. — « Névralgie cervico-occipitale existant depuis six ans. Traitement hydrothérapique. Guérison complète et définitive en quatre jours (1).

Obs. XXXII. — Névralgie cervico-brachiale *à frigore* aiguë chez une femme âgée de 36 ans. Insuccès de plusieurs moyens usuels. Traitement hydrothérapique commencé par l'étuve sèche suivie de la douche froide. L'étuve amène de la congestion utérine. On la

(1) Fleury. Traité d'hydrothérapie. Paris, 1866, p. 169.

suspend pour employer les douches écossaises. Guérison après un traitement de quinze jours (1).

Obs. XXXIII. — Névralgie du nerf radial gauche. M. R..., 42 ans. La maladie se présente avec un caractère franchement intermittent à exaspération vespérale. Traitement antérieur : les opiacés, le sulfate de quinine, les bains de vapeur, le tout sans qu'il y eût une amélioration sensible. Guérison en huit séances par l'application du *courant continu*. « Il est à noter que, dans deux séances où le pôle *négatif* fut maintenu sur le plexus brachial et le pôle *positif* du côté de la main, les douleurs ne furent point calmées, tandis qu'elles le furent toujours en renversant le courant » (2).

J'ai cité textuellement cette fin de l'observation publiée par Onimus pour montrer de nouveau combien, dans le traitement des névralgies par le courant continu, il est important de connaître la direction du courant, combien le médecin doit s'appliquer à l'étude des règles à suivre pour chaque cas particulier, s'il veut obtenir des résultats comparables à ceux que nous citons dans ce travail.

Obs. XXXIV. — Homme de 45 ans, névralgie cervico-brachiale aiguë, *à frigore*, de date récente. Fustigation électrique pendant dix minutes. Guérison en cinq jours.

Obs. XXXV. — Femme de 50 ans. Cas analogue au précédent mais de cause rhumatismale. Guérison en deux séances (3) par la méthode révulsive.

Obs. XXXVI. — Mme N..., de Rambluzin (Meuse), âgée de 32 ans, Névralgie cervico-occipitale. Très-améliorée dès la première séance. Guérison au bout de peu de jours.

Le *procédé opératoire* employé a été le suivant : « Tube à éponge

(1) Beni-Barde. Traité d'hydrothérapie, p. 660.

(2) Onimus. Traité d'électricité médicale, p. 304.

(3) Van Holsbeck. Compendium d'électricité médicale. Bruxelles, 1868, p. 343.

mouillée (positif) fixé dans le petit espace compris entre le sommet de l'apophyse mastoïde et le pavillon de l'oreille. Un autre tube relié à l'autre pôle est promené et fixé quelque temps sur les différents points douloureux. Séances d'une demi-heure. Courant de premier ordre; intermittences moyennes.

« Les éponges mouillées ont été préférées, dans ce cas, afin de pouvoir agir sur le cuir chevelu à travers les cheveux qui remplissaient l'office de corps isolant. »

Obs. XXXVII. — Mme F..., de Commercy, 34 ans, Névralgie cervico-brachiale du côté gauche, à caractères aigus, à exacerbations nocturnes tellement violentes que, depuis plus d'une semaine, la malade passait toutes ses nuits sur pieds. Guérison en trois séances.

Ces deux faits ont été recueillis par le docteur Nivelet de Commercy.

ART. III. — NÉVRALGIE INTERCOSTALE.

Cette névralgie est très-fréquente. Elle reconnaît pour cause à peu près toutes celles que nous avons énumérées à propos des névralgies en général. Sa plus grande fréquence chez la femme s'explique par ce fait, que souvent la névralgie intercostale est liée à la chloro-anémie, et à une affection utérine (Bassereau). Prendre garde à ne pas prendre pour une névralgie intercostale idiopathique, une douleur due à une affection des voies respiratoires ou à une lésion de la moelle épinière.

§ I. *Traitement.* — Les indications du procédé hydrothérapique le plus favorable se tireront de la cause de cette névralgie. Sa grande fréquence chez les chlorotiques et les femmes atteintes de métrite nous oblige à rappeler ici que chez ces malades l'étuve est absolument contre-indiqué parce qu'elle produit souvent des congestions utérines

(Beni-Barde). Dans tous les autres cas de névralgie intercostale, l'étuve est un excellent moyen (voyez les observations n° 38 et 39). Aux anémiques on donnera la douche froide ou pluie en jet, douche courte (une demi-minute) et très-excitante. On promenera un instant le jet brisé sur la poitrine du côté malade.

L'électrisation par le *courant continu* se fera de la façon suivante : « On place le pôle positif à la région postérieure au niveau, ou un peu au-dessus du trou de conjugaison, d'où émerge le nerf atteint d'hyperesthésie, et le pôle négatif à la partie antérieure sur l'espace intercostal parcouru par le nerf. L'intensité du courant sera de 20 à 35 éléments. Pour cette espèce de névralgie, on peut chez les personnes un peu obèses, employer un plus grand nombre d'éléments surtout au début de la séance ; *mais il faut toujours terminer par un courant faible et appliqué du côté des centres.* Lorsque la névralgie est un peu ancienne, et que les douleurs ne sont pas bien localisées, on fera bien également de faire dans la première partie de la séance quelques interruptions. Il faut toujours se garder de faire ces interruptions à la fin de la séance (1). » (Onimus.)

Nous venons de citer textuellement le procédé opératoire employé par Onimus, parce que c'est lui qui nous a toujours réussi dans les cas que nous avons eu à soigner.

Pour l'emploi de la méthode révulsive on fustigera la région malade à l'aide de brosses métalliques. On calme d'ordinaire très-bien la douleur, mais pour peu que la névralgie soit chronique, elle reparaît bientôt après.

La méthode hyposthénisante employée avec les pôles

(1) Remak cependant conseillait de faire des interruptions à la fin de la séance (voir notre première partie, page 20.)

placés comme pour le courant continu a donné entre les mains de Becquerel les résultats suivants : « Pendant que je faisais mes expériences sur l'électricité par un hasard assez heureux, 6 névralgies intercostales entrèrent dans mon service, cinq hommes et une femme. Les six malades guérirent et les séances ne dépassèrent jamais le nombre de 70 séances de cinq minutes, comme dans toutes les névralgies que j'ai traitées. Les malades furent gardés quelques jours après à l'hôpital et il n'y eut aucune apparence de récidive (1). »

§ II. *Résumé de quelques observations de névralgies intercostales ayant été traités par les procédés électro-hydrothérapiques.*

Obs. XXXVIII. — Névralgie intercostale aiguë datant de quatre jours chez un homme de 38 ans. Guérison dès la *première séance*. Etuve pendant un quart d'heure suivie d'une douche générale en pluie et d'une douche locale en jet brisé sur le côté malade, (trois minutes) (2).

Obs. XXIX. — Névralgie intercostale droite datant de huit jours chez une femme de 22 ans. Guérison après *une seule douche* précédée de l'étuve sèche pendant trente-cinq minutes (3).

Obs. XL. — Névralgie intercostale droite datant de trois mois, consécutive à une fièvre typhoïde chez un jeune homme de dix-huit ans d'une constitution délicate, profondément anémique. La douleur disparaît après la première quinzaine du traitement par les douches froides, courtes, excitantes (4).

(1) Becquerel. Traité des applications de l'électricité à la thérapeutique. Paris, 1867, p. 270.)

(2) Fleury. Traité d'hydrothérapie, p. 556.

(3) Fleury. Traité d hydrothérapie, p. 557.

(4) Beni-Barde. Traité d'hydrothérapie, p. 663.

Chez ce jeune homme qui était très-anémié Beni-Barde s'est bien gardé d'employer l'étuve ; il a fait le traitement à l'eau froide exclusivement.

Hiffelsheim, eut l'occasion de traiter par les courants continus permanents plusieurs cas de névralgie intercostale il en retira toujours de grands avantages. Voici le résumé d'une intéressante observation qu'il a publiée en 1861.

Obs. XLI. — Névralgie intercostale due à une métrite (hôpital de la Charité à Paris). Guérison par deux applications de chaîne électrique laissée en place plus d'une demi journée chaque fois. Le sulfate de quinine a été administré à cette malade pendant qu'elle portait la chaîne, et à ce propos Hiffelsheim termine l'observation en disant : « Je m'efforcerais, dans les cas difficiles d'employer l'électricité voltaïque concurremment avec les médicaments ordinaires dont elle doit favoriser l'action, soit physico-chimiquement, soit organiquement. »

Ce sont des considérations analogues qui nous ont engagé à expérimenter, puis à préconiser la méthode *électro-hydrothérapique*.

ART. IV. — NÉVRALGIES DU PLEXUS LOMBAIRE.

L'hyperesthésie occupe les branches collatérales ou les branches terminales du plexus lombaire ; dans le premier cas c'est la névralgie *lombo-abdominale* ; dans le second c'est la névralgie crurale (1).

§ I. — *Traitement.* Le traitement hydrothérapique n'offre rien de spécial pour ces névralgies.

Électricité. — 1° *courants continus.* Pour la névralgie lombo-abdominale, on placera les pôles comme s'il s'agissait d'une névralgie intercostale, suivant le trajet des bran-

(1) Jaccoud. Traité de pathologie interne, t. I, p. 475.

ches lombo-abdominales. Se rappeler que ces branches vont *très-obliquement* de dedans en dehors et de haut en bas, de telle sorte que le pôle antérieur (négatif) devra être sur un plan bien inférieur au pôle postérieur (positif).

Névralgie crurale. Pôle positif au pli de l'aine à environ deux travers de doigts de l'épine iliaque antérieure et supérieure, pôle négatif sur les points douloureux des régions latérales internes de la cuisse, du genou, de la jambe et du pied. Laisser la plaque négative quelques minutes au contact de chacun des points douloureux.

2° *Méthode révulsive.* Promener des excitateurs métalliques sur la région douloureuse.

Méthode hyposthénisante : placer les pôles comme si on voulait électriser avec le courant continu (voyez plus haut). Appareil à intermittences rapides ; séances de 5 à 10 minutes.

§ II. *Résumé de quelques observations de névralgies du plexus lombaire ayant été traitées par les procédés électro-hydrothérapiques.*

Obs. XLII. — Névralgie du plexus lombaire limitée aux premières branches et prise au début pour des douleurs provenant d'une colique néphrétique. Insuccès d'une saison à Luchon. Guérison par l'hydrothérapie en huit jours.

Prescription :

1° Etuve sèche à 60° pendant 15 minutes.
2° Douche en jet brisé à 25° 3 minutes (1).

Obs. LXIII. — Névralgie crurale limitée au triangle de Scarpa dont elle suit la perpendiculaire chez une femme de 30 ans. Elle revient par accès très-aigus qui font pousser des cris à la malade

(1) Clinique de l'établissement hydrothérapique de Longchamps, 2e sem. 1861, p. 57.

et la mettent dans l'impossibilité d'exécuter le moindre mouvement.

Traitement de quatre mois par l'étuve sèche, les bains de vapeur humides et aromatiques avec douches de vapeur et douches générales en pluie, tantôt froides, tantôt alternatives.

Le résultat a été des plus satisfaisants.

Ceci ne sont veut pas dire que le malade ait guéri ; pourquoi n'avoir pas employé l'électricité ?

Obs. XLIV. — *Névralgie iléo-lombaire.* Mme D... est atteinte de deux affections : 1° de métrorrhagies très-abondantes, revenant spontanément depuis trois ans environ, et qu'on n'a pu rattacher à aucune lésion matérielle appréciable; 2° d'une névralgie iléo-lombaire s'irradiant parfois le long du nerf sciatique survenant tous les jours depuis un an entre midi et une heure pour se terminer entre cinq et six heures du soir.

Traitement par l'étuve sèche suivie d'une douche en pluie et en jet. Ce traitement augmente les métrorrhagies et *on ne peut continuer un moyen qui, à coup sûr, aurait amené une guérison complète* (1).

A propos de cette maladie, le Dr Delmas fait les remarques suivantes : « Si nous avions à reprendre ce traitement, en présence de cet effet produit par l'étuve, nous chercherions à arrêter la métrorrhagie à l'aide de douches révulsives dirigées sur la portion supérieure du corps, et puis nous ne ferions faire que deux à trois sudations par semaine. *Quant à vouloir se priver de l'étuve sèche dans le traitement des névralgies, ce serait, malgré tous les inconvénients qu'elle peut avoir dans certains cas spéciaux, ce serait, disons-nous, s'exposer à n'avoir que des résultats négatifs.* »

Nous ne sommes pas tout à fait du même avis que l'hono-

(1) Clinique hydrothérapique de Longchamps, 2e semestre, 1860, page 25.

Dubois.

rable Dr Delmas. Nous aurions chez cette malade suspendu le traitement par l'étuve, et à sa place nous aurions employé l'électrisation par le courant continu. Voilà un cas où le traitement mixte était bien indiqué ce me semble.

Obs. XLV. — Le Dr Nivelet, de Commercy, cite trois cas de névralgies crurales datant de plusieurs mois guéries par l'électricité avec un nombre de séances variant de cinq à huit et à l'aide du procédé opératoire suivant :

Plaque ou cylindre (positif) sur le nerf crural au pli de l'aine. Frictionneur ou plaque (négatif) sur les points douloureux.

A. Becquerel guérit en huit séances une névralgie iléo-lombaire très-intense datant d'un mois. Pas de récidives (1).

Art. V. — sciatique.

La sciatique est une maladie très-commune et souvent très-difficile à guérir. Nous n'en décrirons pas les symptômes ; tout médecin les connaît. Nous ferons seulement observer que la plupart du temps cette maladie revient par accès après des intervalles plus ou moins éloignés, comme reviennent des attaques de goutte et de rhumatisme. Entre les crises certains malades conservent dans le membre atteint des douleurs subaiguës, d'autres n'ont absolument rien, mais c'est l'exception.

Cette marche de la névralgie n'est pas spéciale à la sciatique ; elle est surtout le propre de toutes les névralgies de cause rhumatismale ; or, plus souvent qu'aucune autre, la sciatique est liée à cette diathèse.

De ce fait nous tirerons une conclusion importante : c'est qu'il y a une grande différence à établir entre la guérison

(1) Becquerel. Traité des applications de l'électricité à la thérapeutique. Paris, 1857, p. 270.

d'une crise actuelle de sciatique et la guérison définitive de la maladie. Une foule de moyens thérapeutiques arrivent à faire disparaître une attaque névralgique ; bien peu réussissent à empêcher le retour des accès. Dans la plupart des observations publiées, dans plusieurs de celles que nous résumons nous-même, on a confondu la guérison de la crise actuelle avec la guérison définitive.

Pour guérir *une crise de sciatique* chacun des procédés électro hydrothérapiques est préférable à la plupart des autres agents. Pour guérir *la sciatique* ils sont presque toujours indispensables ; leur association n'est pas un luxe inutile, car il se trouve encore quelques sciatiques contre lesquelles ces deux agents méthodiquement administrés restent impuissants.

§ I. — *Traitement électro-hydrothérapique de la sciatique.*

1° *Hydrothérapie.* — Une crise aiguë de sciatique sera presque toujours calmée après trois ou quatre séances d'étuve sèche suivie de la douche froide. Généralement la première séance excitera ; le calme ne commencera à se produire qu'après la troisième. S'il s'agit d'une première atteinte le malade peut être définitivement guéri après 15 jours de ce traitement.

S'agit-il au contraire de traiter une sciatique chronique ; on calmera les douleurs aiguës par le procédé de l'étuve suivi de la douche, à moins que l'étuve ne soit contre-indiquée (Voyez les contre-indications de l'étuve sèche et l'obs. n° 52). Une fois ces douleurs aiguës calmées, on traitera cet état de gêne, d'engourdissement du membre malade qui presque toujours persiste après l'attaque par les douches écossaises, les douches alternatives, les douches de vapeur, les sudations térébenthinées, etc.; et surtout on associera à ces moyens l'électrisation au courant continu et même au courant intermittent s'il y a atrophie musculaire. Dans les cas très-rebelles il faut quelquefois deux saisons de deux mois pour arriver à la guérison définitive.

2° *Electricité.* — a. — *Courants continus.* Placez une large plaque recouverte de peau de chamois imbibée d'eau et *correspondant au pôle positif,* au niveau de l'échancrure sciatique. Une plaque moins grande correspondant *au pôle négatif* d'une batterie de 20 à 40 éléments, sera appliquée sur le membre malade, immédiatement au-dessous du premier point douloureux indiqué par le patient; de telle façon que ce point douloureux soit compris entre les deux plaques, mais ne soit pas immédiatement au-dessous de l'une d'elles. Après cinq minutes, retirez la plaque négative, placez-la au-dessous du second point douloureux, laissez-la le même laps de temps et ainsi de suite tout le long du membre, jusqu'à ce que vous ayez passé au-dessous de chacun des points douloureux (Onimus). S'il y a de la douleur dans la région lombaire, terminez la séance en mettant le pôle positif sur les points douloureux de cette région et placez le pôle négatif au-dessous de lui.

Dans les cas chroniques Remak conseillait de donner quelques intermittences à la fin de la séance. Onimus dit qu'il faut faire des intermittences au milieu de la séance et que parfois il est nécessaire de renverser le courant.

Voici quelles sont les appréciations de Remak sur la valeur des courants continus dans le traitement de la sciatique : « Le courant constant laisse de beaucoup en arrière l'application des vésicatoires. On peut guérir des sciatiques même invétérées en deux ou trois séances. Cependant dans certains cas très-opiniâtres il faut quelquefois dix à vingt séances (1). »

Nous croyons que, malgré la grande valeur curative du courant constant, Remak s'est montré un peu optimiste. Ce qu'il guérissait en deux séances c'était une crise aiguë de sciatique, mais nous le répétons, il faut un traitement bien plus long pour éviter les récidives.

b. — *Courants induits.* — *Méthode révulsive.* — Le mode d'application est le même que pour les autres névralgies, c'est-à-dire qu'on fait des fustigations *loco dolenti*. Il est très-peu de sciatiques qui n'éprouvent immédiatement l'influence de l'excitation électro-cutanée. Pour que cette influence salutaire se fasse sentir il faut que l'impression qu'elle occasionne soit vive et subite (Duchenne).

Par cette méthode on calme merveilleusement la douleur de la sciatique : « A l'instant où la fustigation est suspendue, toute sensation cesse et le sujet cherche vainement à provoquer la douleur par des mouvements de toute espèce. Rien n'est curieux comme l'étonnement du malade, qui passe subitement de la souffrance la plus vive au calme le plus parfait ; rien n'est plus agréable au médecin que la vive expression de sa reconnaissance ; quelquefois la douleur est seulement calmée ou déplacée. »

Peut-on arriver à guérir définitivement le sciatique par les fustigations électriques? Dans quelques cas légers, oui ; mais c'est l'exception, et nous croyons que Duchenne juge bien la véritable valeur de ce traitement par cette phrase : « *L'excitation électro-cutanée possède le précieux avantage de soulager immédiatement le malade, en attendant une guérison définitive.* »

(1) Remak. Traité de galvanothérapie. Paris, 1860, p. 379.

Cette guérison définitive, dans la majorité des cas, on l'obtiendra par l'hydrothérapie et les courants continus.

Méthode hyposthénisante. — Placer les pôles comme pour le courant continu; faire passer un courant assez fort pendant 5 à 10 minutes; intermittences très-rapides.

Becquerel, inventeur de la méthode, a obtenu dans la sciatique les résultats suivants : « Quatre cas, trois hommes et une femme. Un des deux hommes fut guéri en deux séances, l'autre en six; la femme le fut en cinq. Le troisième homme éprouva une grande amélioration, mais on ne put faire disparaître complètement une douleur névralgique persistant dans le mollet, on la combattit et on la fit disparaître par la cautérisation transcurrente. Ces malades sortirent de l'hôpital parfaitement guéris. Je n'en ai plus entendu parler depuis. »

Cette méthode n'est pas suffisante, on le voit, pour amener la guérison dans tous les cas. Elle rend cependant parfois de sérieux avantages quand on l'applique après les courants constants, dans les névralgies rebelles, surtout dans les névralgies avec atrophie musculaire consécutive. On hyposthénise le nerf et on électrise les muscles.

Remak débutait dans le traitement de la sciatique par le courant constant; si les douleurs récidivaient, ou bien il passait au courant induit, ou bien il recourait à l'application de courants continus très-faibles (1). (Voy. l'obs. n° 56).

Le professeur Jaccoud (2), conseille d'employer les courants constants, de préférence aux courants induits dans le traitement de la sciatique. Pour ces derniers il propose une sorte de procédé mixte qui tient à la fois de la méthode

(1) Remak. Traité de galvanothérapie, p. 382.
(2) Jaccoud. Pathologie interne, 2e édition, p. 431.

révulsive et de la méthode hyposthénisante : « on obtiendra de bons résultats avec un appareil d'induction si on a le soin d'électriser *avec l'éponge humide d'une part, et le pinceau métallique de l'autre ;* je recommande spécialement un procédé, qui consiste à électriser avec un seul fil du pinceau ; ce mode d'électrisation mérite d'être vulgarisé ; il est fort douloureux, c'est vrai, mais il a rarement trompé mon attente. »

N'ayant pas encore eu l'occasion d'expérimenter ce procédé opératoire, nous ne pouvons rien dire de sa valeur.

§ II. *Résumé des principales observations des sciatiques ayant été traitées par les procédés électro-hydrothérapiques.*

HYDROTHÉRAPIE.

Obs. XLVI. — Guérison d'une crise aiguë de névralgie sciatique par *trois séances* d'hydrothérapie (1).

Obs. XLVII. — Névralgie sciatique récente. Douleurs d'une violence extrême. Claudication. Traitement hydrothérapique. Guérison en *quatre jours* (2).

Obs. XLVIII. — Sciatique rhumatismale existant depuis neuf mois aggravée par un traitement hydrothérapique irrationnel fait dans un établissement de bains (la Samaritaine). Douches froides de cinq minutes très-fortes. Guérison en deux mois à Bellevue (3).

Obs. XLIX. — Sciatique de six mois, rebelle à un grand nombre d'agents thérapeutiques. Guérison *définitive* après *un mois* d'hydrothérapie.

On a dit *guérison définitive* parce que un an après, les douleurs névralgiques n'avaient pas encore reparu ; c'est

(1) Fleury. Traité d'hydrothérapie, 3e édition, p. 557.
(2) Fleury. Traité d'hydrothérapie, 3e édition, p. 559.
(3) Fleury. Traité d'hydrothérapie 3e édition, p. 232.

peut-être un peu tôt pour juger de la stabilité de la cure. Le cas suivant est plus probant.

Obs. L. — Sciatique rebelle datant de deux ans chez un médecin militaire âgé de 30 ans et qui publie lui-même son observation. Cette sciatique avait été soignée sans succès par les ventouses scarifiées, des applications de cinquante sangsues à la fois, *quatre cents* raies de feu le long de la cuisse, etc. Guérison en deux mois par l'hydrothérapie (1).

Six ans après l'époque vers laquelle a été publiée cette observation, la guérison ne s'était pas démentie.

Enfin, je ne saurais passer sous silence une très-longue, mais bien intéressante observation publiée par le Dr Tartivel dans le *Traité d'hydrothérapie* de Fleury (2). Je ne saurais surtout me dispenser de citer textuellement les quelques remarques qui se trouvent à la suite de cette observation, et d'attirer sur elles l'attention du lecteur.

Obs. LI. — Il s'agit de la sœur M..., supérieure d'une communauté religieuse qui est atteinte de névralgies multiples et d'une sciatique datant de trente-neuf ans Tous les moyens thérapeutiques *rationnels* et *irrationnels* (voir leur énumération dans Fleury) employés jusqu'alors ont complètement échoué. Tous depuis trente-neuf ans ont été infligés à sœur M..., tous, sauf l'électricité et l'hydrothérapie ! Enfin elle se rend à Bellevue, et après *deux mois de traitement* elle peut aller reprendre la direction de son couvent, « ayant obtenu, dans une maladie qui date presque d'une quarantaine d'années, une amélioration équivalente à une guérison complète.

« Nous nous abstiendrons de toute réflexion après l'exposé de cette observation remarquable. Les faits parlent assez d'eux-mêmes et proclament plus hautement que nous ne pourrions le faire la supériorité de l'hydrothérapie dans le traitement des névralgies.

(1) Fleury. Traité d'hydrothérapie, 3e édition, p. 574.
(2) Fleury. Traité d'hydrothérapie, 3e édition, p. 576.

Une sciatique datant de trente-neuf ans, ayant résisté pendant un laps de temps si long aux médications les plus variées et les plus énergiques; une sciatique rebelle à l'application successive de treize moxas, ayant laissé tour à tour l'empirisme, l'homœopathie et la médecine traditionnelle et orthodoxe se rencontrant et s'unissant ensemble sur le terrain de la polypharmacie, tantôt savante, tantôt ridicule, tantôt grossière et absurde, sans pouvoir venir à bout de dompter un mal si opiniâtre; cette sciatique enfin cédant en deux mois au traitement hydrothérapique! Quel résultat et quelle leçon pour les médecins (nous parlons des plus distingués) qui professent et écrivent que l'hydrothérapie est un moyen *extraordinaire* qu'il faut réserver pour les cas extrêmes et lorsque tous les autres moyens de traitement ont échoué! *Quand donc se décidera-t-on à prescrire l'hydrothérapie au début même de ces névralgies qui, par leur résistance opiniâtre, font le désespoir des malades et des médecins* »?

Obs. LII. — Sciatique de date récente chez une dame de 49 ans, rhumatisante et atteinte d'un catarrhe utérin pour lequel elle a reçu les soins de plusieurs médecins. On commence le traitement par l'étuve suivie de la douche froide, les douleurs diminuent mais les pertes blanches augmentent. Il faut renoncer à l'étuve; on administre la douche écossaise matin et soir. *Un traitement de deux mois fut nécessaire pour obtenir une guérison complète* (1).

Deux mois de traitement, c'est long pour une névralgie récente. On nous fait remarquer il est vrai que la femme est rhumatisante et que sans cela elle eût guéri plus vite. Nous croyons que la véritable cause d'un aussi long traitement c'est la *suspension forcée* de l'étuve sèche. Voilà encore un cas, où comme nous le faisions remarquer à propos de l'observation n° 44, le traitement électro-hydrothérapique était bien indiqué.

Obs. LIII. Nous résumons sous ce titre les résultats obtenus pen-

(1) Beni-Barde. Traité d'hydrothérapie, p. 667.

dant deux années à l'établissement de Longchamp (Bordeaux par le Dr Delmas.

1° Quatre cas de crises aiguës de sciatique guéris en quelques séances. Le nombre maximum ayant été de vingt séances chez un des malades. Chez un autre, dès la première séance, tout vestige de douleur a disparu, *il ne reste même pas la douleur contuse classique qui succède aux crises d'accès* (1).

2° Quinze cas de sciatique. Douze guérisons. Trois améliorations (2).

Les trois sciatiques *améliorées* étant des sciatiques doubles, il est probable qu'elles étaient sous la dépendance d'une cause organique, surtout celle publiée sous le n° 150.

ÉLECTRICITÉ.

Obs. LIV. — Hiffelsheim rapporte trois cas de guérison de sciatique obtenus à l'aide de sa méthode Faits observés à l'hôpital de la Charité).

Obs LV. — Femme de 52 ans. Sciatique rhumatismale gauche avec symptômes chloro-anémiques et hystériques. Bains de Niederbronn, bains sulfureux, alcalins, hydrothérapie, bains de vapeur, fumigations, sont employés successivement pendant trois ans. Soulagement temporaire après ces divers traitements. Guérison en trois mois par le courant continu. Les muscles atrophiés ont recouvré leur ancien volume, la douleur a disparu, la force est revenue (*Gaz des hôp.*, 1865).

L'hydrothérapie aurait, paraît-il, été employée dans ce cas sans succès. Nous ignorons quel fut le mode d'application. Si l'hydrothérapie a été employée méthodiquement cela n'enlève rien à la valeur de cet agent dans le traitement des névralgies, mais prouve une fois de plus qu'il existe des cas rebelles où il est nécessaire, pour arriver à la guérison, de recourir à un second agent non moins puissant : l'électricité à courant continu !

(1) Cliniques de Longchamps, 2e semestre, 1860, p. 21.

(2) Cliniques de Longchamps, 2e semestre, 1861, p. 51.

Obs. LVI. — Dame de 44 ans, affectée d'une sciatique depuis un an. Au mois de mai 1858 les douleurs deviennent intolérables, trois applications de courant constant les calment, mais le surlendemain de la quatrième séance, la malade accuse une recrudescence de douleurs. Alors Remak emploie de faibles courants induits pendant quatre jours, et à la suite de ces nouvelles applications, la malade fut radicalement guérie.

Chez une autre malade (Emma Beneke, 16 ans) les deux premières applications de courant constant soulagèrent; mais, après la troisième, les douleurs furent plus vives; trois applications avec le courant induit guérirent tout à fait la malade.

J'ai cité ces cas. surtout pour montrer de quelle façon Remak employait cette méthode mixte, dont j'ai parlé plus haut.

Il n'employait pas toujours les courants induits à la suite des courants continus quand il y avait des récidives comme dans les deux cas ci dessus. Il remplacait ces courants induits, par des courants constants *plus faibles* que ceux employés précédemment. Voici ce qu'il dit à ce sujet : « Dans d'autres cas, je suis arrivé aux mêmes résultats en employant de faibles courants constants, qui diminuèrent pour ainsi dire l'incitabilité que de forts courants avaient développée antérieurement. »

Obs. LVII. — C'est par cette méthode qu'il guérit les ouvriers Krotafel et Rasch sans avoir besoin du courant induit. Dans ces deux cas il se produisit pendant le traitement des intermittences de pis et de mieux, mais la guérison toutefois se maintint (1).

Obs. LVIII. — Sciatique rebelle traitée sans succès pendant plusieurs mois dans les hôpitaux de Varsovie, de Posen et de Berlin. Guérison en treize séances par le courant continu (2).

(1) Remak. Traité de galvanothérapie, p. 381.
(2) Remak. Traité de galvanothérapie, p. 381.

Obs. LIX. — Mme T... souffre depuis trois jours d'une douleur très-violente de la jambe droite. Cette douleur suit le trajet du nerf sciatique, elle augmente pendant la nuit, ne disparaît jamais complètement le jour et rend la marche très-difficile et très-douloureuse.

Après une première séance où le pôle *positif* est appliqué sur la moelle à l'émergence du nerf sciatique, et pôle *négatif* dans le creux poplité, la douleur fut enlevée au bout d'un instant mais reparut quelques heures après, quoique moins vive.

Le surlendemain, j'appliquai le pôle *négatif* sur la moelle et le pôle *positif* sur la jambe. La douleur fut peu amoindrie et fut même très-violente la nuit.

A partir de ce moment, je dirigeai toujours dans la jambe un courant centrifuge (descendant), et au bout de six séances le malade fut guéri de ses douleurs névralgiques (1).

Cette observation montre une fois de plus quelle importance a la direction du courant dans ces applications de l'électricité,

Obs. LX. Sciatique datant de six mois chez un menuisier âgé de 33 ans. Insuccès des vésicatoires, ventouses scarifiées, sangsues, frictions. Guérison en huit jours par les fustigations électriques.

Le même auteur cite quatre autres cas de guérison de sciatiques remontant à plusieurs mois, traitées et guéries en quelques séances par la même méthode.

Les guérisons relatées par ces observations, ne doiven être considérées que comme des guérisons d'une attaque aiguë de sciatique, mais non pas comme des guérisons *de la sciatique*.

Obs. LXI. Sciatique ancienne du côté droit avec *atrophie du membre correspondant*. Femme de 32 ans. Cette sciatique avai tété précédée, dix ans auparavant, d'une névralgie crurale du même côté. Amélioration par l'électricité (méthode hyposthénisante), *mais rechute un an après*. (Thèse du Dr Bonnefin.)

(1) Onimus. Traité d'électricité. Paris, 1872, p. 303.

Il eût fallu dans ce cas employer les courants continus le long du trajet du sciatique, et n'électriser au courant induit que les muscles atrophiés. Il eût fallu, en outre, employer des douches froides *excitantes* et des douches *alternatives*, dirigées sur le membre malade.

Obs. LXII. — Le Dr Nivelet, de Commercy publie vingt observations de sciatique *toutes* guéries par *une* ou *six* séances au maximum d'électrisation par la méthode hyposthénisante.

Heureux médecin! heureux malades! Mais le Dr Nivelet ne compte-t-il pas parmi ces guérisons, des cas où il a fait cesser pour quelques temps seulement la douleur névralgique? A-t il revu ses malades l'année suivante?

Il eut, dit-il, un seul insuccès chez un individu qui guérit *ensuite après deux saisons aux eaux*. Encore une preuve qu'il est parfois indispensable d'associer à l'électricité les modificateurs hydrothérapiques!

Obs. LXIII. — 1° Louis Simonazzi, âgé de 33 ans. En 1861, pemière atteinte d'une sciatique *à frigore* guérie par l'application de quelques vésicatoires volants.

En 1863, seconde attaque. Insuccès des saignées et du valérianate de quinine. Application de la chaîne de Pulvermacher (80 couples) les deux pôles correspondant à des aiguilles à acupuncture fixées, l'une au niveau de l'échancrure sciatique, l'autre dans l'épaisseur des jumeaux. Guérison par la chaîne appliquée comme ci-dessus.

Les deux observations que je viens de résumer, ont été publiées dans la *Gazette italienne de la province de Venise*, 1864, par le Dr Ottoni. Nous ne conseillons pas d'avoir recours à ce mode d'application de l'électricité.

Electro-hydrothérapie. — On a par ce moyen guéri à l'*Etablissement hydrothérapique de Saujon*, toutes les sciatiques qui se sont présentées depuis 15 ans. Un seul cas de sciatique double, sur la nature de laquelle nous ne sommes pas parfaitement édifié, a résisté à tous les traitements que nous lui avons opposés. Après chaque saison, le malade part soulagé, mais non guéri.

Sachant combien peu on lit les observations, d'ordinaire, je n'en publierai qu'une seule pour démontrer la valeur de la méthode électro-hydrothérapique. Le cas est assez intéressant pour que je lui consacre quelques développements.

Obs. LXIV. — M. G..., âgé de 26 ans, est d'une constitution robuste. Il n'a pas de rhumatisants dans sa famille. Pas de traces de syphilis. Il s'était toujours bien porté, lorsqu'il y a *trois ans* environ, *à la suite d'une fatigue excessive*, il se sentit pris de tiraillements douloureux au niveau de la région lombaire, tiraillements qui se faisaient aussi sentir dans la fesse du côté droit. La douleur, d'abord sourde, s'accrut progressivement; et le malade s'aperçut bientôt qu'il se fatiguait plus vite que de coutume après une marche même modérée. Il éprouvait en outre un sentiment de pesanteur et d'engourdissement dans le membre inférieur droit.

Tout d'abord, il ne fit nulle attention à un état morbide si léger. C'est à peine s'il y opposa quelques frictions d'huile camphrée. Mais au bout de deux mois, voyant que la maladie faisait des progrès, il appliqua, sur les conseils de son médecin, le Dr Bertaud de Nancras, un vésicatoire volant au niveau de la région lombaire. Ce premier vésicatoire amène un soulagement momentané ; huit jours après, les douleurs reparaissent plus violentes que jamais. Ces douleurs, brûlantes et contusives dans la fesse, sont accompagnées d'une sensation de crampe dans le mollet, laquelle était *horriblement insupportable.* » On applique alors *quinze vésicatoires* le long du trajet du nerf sciatique. La douleur se calme mais reparaît un mois après.

M. G... va consulter MM. les docteurs Briault et Bouyer de Saintes, qui lui ordonnent de continuer les applications de vésicatoires et lui font prendre des préparations narcotiques. Il en résulte un calme temporaire et relatif pendant quelques mois. C'était un calme relatif, car les douleurs ne cessaient pas complètement pendant les périodes de rémission.

Après s'être adressé aux médecins de Saintes, M. G... va consulter les célébrités rochefortaines. MM. les docteurs Kenel et Duplouy labourent de raies de feu la cuisse de l'infortuné malade; rien n'y fait; la Faculté de Rochefort n'est pas plus heureuse que celle de Saintes.

Enfin, M. G..., désespéré, retourne chez lui. Il apprend par hasard qu'à trois kilomètres se trouve un établissement d'hydrothérapie *où peut-être on le soulagerait*. (Il avait fait plusieurs lieues pour être inutilement brûlé!)

C'est le 15 juin 1874 qu'il vint pour la première fois consulter mon père.

Etat actuel. — M. G... marche en boîtant, il n'ose appuyer à terre le membre malade; à peine a-t-il fait quelques pas que les douleurs s'exaspèrent. Au moment où les souffrances ne sont pas très-aiguës (après un repos prolongé, par exemple), il existe tou le long du membre une sorte d'engourdissement et une douleur dans le mollet.

La recherche des points douloureux à la pression donne les résultats suivants : sont douloureux, le point trochantérien, l'espace compris entre cette éminence et la tubérosité de l'ischion. Autre point dans le creux poplité et en bas au niveau de la malléole externe à sa partie postérieure. Quand on demande au malade de montrer le siége de ses douleurs, il indique très-exactement le trajet du nerf sciatique.

Le traitement est commencé le 15 juin par l'application d'une douche froide en jet brisé, sur le membre inférieur droit. Pendant huit jours on continue la même application sans que le malade éprouve une amélioration bien notable.

Le 25 juin au soir, douche alternative qui excite le malade à un tel point qu'il ne peut le lendemain venir à l'établissement pour la séance du matin.

Le 27 on institue le traitement suivant : Matin, séance hydrothérapique par l'étuve suivie de la douche froide, de deux jours l'un; douche écossaise les autres jours. Soir, électrisation au courant continu; pôle positif à la région lombaire, pôle négatif à la fesse, puis au creux poplité, séance de dix minutes. 25 éléments.

Après dix jours de cette médication, le malade est tout à fait bien. Il peut faire sans fatigue des courses d'une ou deux heures. Il ne boîte plus. Les point douloureux découverts par la pression ont disparu. Après les courses un peu longues, il éprouve cependant encore un certain état d'engourdissement dans la jambe, mais il n'a plus de douleur. M. G... reste encore en traitement une dizaine de jours; tout vestige de la maladie a disparu, même l'engourdissement dont nous avons parlé. *Le traitement avait duré un mois.*

Pendant tout le reste de l'été 1874 il fut très-bien; vers le mois de décembre il eut quelques douleurs qui durèrent deux jours seulement et disparurent ensuite complètement. Au mois de février 1875 reparut encore une petite crise de trois jours et l'engourdissement de la jambe revint après des marches un peut longues.

C'est pour cet engourdissement du membre inférieur droit que le 19 août 1875 M. G... vint de nouveau suivre un traitement hydrothérapique. Il n'avait pas de douleurs, sa jambe droite lui paraissait plus faible que l'autre; les muscles n'étaient cependant pas atrophiés. Après un mois de traitement, M. G... part complètement guéri; tous les jours il va à la chasse, fait des marches forcées de trois à cinq heures et ne ressent plus ni douleurs ni engourdissement dans le membre malade.

La guérison ne s'est pas encore démentie depuis trois ans; M. G... habite à trois kilomètres de Saujon; nous avons eu occasion de le voir l'été dernier, et s'il survenait la plus petite douleur il ne manquerait certainement pas de venir nous consulter.

Ainsi voilà une sciatique datant de trois ans traitée précédemment par tous les moyens ordinaires sans aucun résultat et qui cède une première fois à un traitement méthodique d'un mois par l'électro-hydrothérapie. *Cure radicale* après un second mois de traitement l'année suivante.

Deux mois de traitement! Cela peut paraître bien long pour guérir une névalgie ; mais en vérité sur qui rejeter la faute d'un aussi long traitement? Si M. G.... nous eut été adressé dès la première année, alors que les vésicatoires avaient échoué, si au lieu d'aller le faire cautériser au fer rouge dans les villes voisines on l'avait, dès cette époque, envoyé dans un établissement d'hydrothérapie, à quelques pas de chez lui, je ne crains pas d'affirmer qu'il eût suffi de quinze jours au plus pour obtenir la guérison. Mais comme toujours, c'est après avoir vu échouer tous ces traitements qu'on songe à nous adresser un malade !

Pour compléter ce travail, il nous aurait fallu parler de certaines névralgies viscérales, de la *gastralgie* en particulier. Cette maladie est si heureusement influencée par l'hydrothérapie, qu'aucun autre traitement ne peut lui être comparé. Nous avons fait des recherches à ce sujet, et nous possédons plus de cent observations de guérison par l'hydrothérapie des gastralgies les plus rebelles, dont un grand nombre remontent à plus de 10 ans.

Primitivement nous avions donné à ce travail le titre bien plus vaste de *Traitement des névroses par l'électro-hydrothérapie*. Nous voulions démontrer l'efficacité de cette méthode et poser les règles de son emploi, non-seulement dans les névroses de la sensibilité et de la motilité, mais encore dans ces névroses complexes, qui s'appellent : l'hystérie, l'épilepsie, la chorée, etc... Malheureusement le temps nous a manqué pour rédiger les impressions que nous ont laissées les recherches que nous avons faites sur ce point, et nous nous sommes vu obligé de les résumer pour les seules *névroses de la sensibilité* (névralgies).

CONCLUSIONS.

Ce travail est surtout un *exposé pratique* des indications et des règles du traitement des névralgies par l'électricité et l'hydrothérapie. Ces indications et ces règles ne sauraient être résumées dans une page de *conclusions*. Nous aurions donc volontiers supprimé cette page, si de nouveau nous ne voulions pas attirer l'attention sur les deux propositions suivantes, dont nous avons démontré l'exactitude à propos de quelques névralgies en particulier et plus spécialement à propos de la névralgie faciale et de la sciatique :

1° L'hydrothérapie et l'électricité, considérées isolément, sont deux modificateurs des névralgies, plus puissants qu'aucun de ceux qu'emploie la thérapeutique usuelle.

2° Employés concurremment, et d'après les règles que nous avons tracées, ces deux agents acquièrent une puissance énorme, contre laquelle résisteront bien peu des névralgies *justiciables de leur emploi.*

Paris. — A. PARENT, imprimeur de la Faculté de Médecine, rue M.-le-Prince, 29-31.

A LA MÊME LIBRAIRIE

A. PARENT, imprimeur de la Faculté de Médecine, rue Mr-le-Prince, 31.

www.ingramcontent.com/pod-product-compliance
Ingram Content Group UK Ltd.
Pitfield, Milton Keynes, MK11 3LW, UK
UKHW012054240726
13965UKWH00003B/1280

9 782013 082969